하루 15분
엄마의 다이어트

하루 15분
엄마의 다이어트

초판 1쇄 발행 2020년 8월 25일

지은이 김소형
펴낸이 이인경
요리 & 푸드스타일링 고수정
촬영 이소영
편집 최원정
디자인 유어텍스트
구성작가 이주희, 황은미
그림 하루치

펴낸곳 ㈜이지에이치엘디   주소 서울특별시 금천구 가산디지털1로 145, 1106호
전화 070-4896-6416   팩스 02-323-5049   이메일 help@10000recipe.com
홈페이지 www.10000recipe.com   인스타그램 @10000recipe
유튜브 www.youtube.com/c/10000recipeTV
네이버TV tv.naver.com/10000recipe   페이스북 www.facebook.com/10000recipe

출판등록 2018년 4월 17일

인쇄 ㈜홍인그룹

ISBN 979-11-964370-6-0 13510

ⓒ ㈜이지에이치엘디, 2020

이 책은 저작권법에 따라 보호를 받는 저작물이므로 문단 전재와 무단 복제를 금지하며,
이 책 내용의 전부 또는 일부를 이용하려면 반드시 저작권자와 ㈜이지에이치엘디의 서면 동의를
받아야 합니다.

* 만개의 레시피는 ㈜이지에이치엘디의 요리 전문 브랜드입니다.
* 잘못된 책은 구입한 곳에서 바꾸어 드립니다.
* 책값은 뒤표지에 있습니다.

하루 15분
엄마의 다이어트

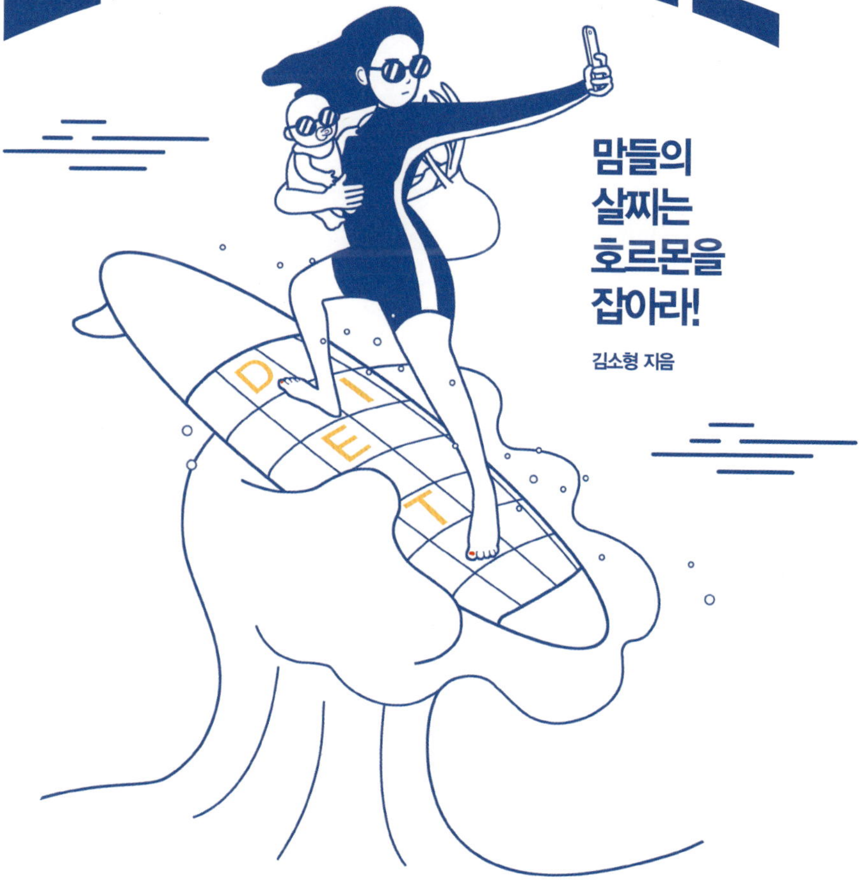

맘들의
살찌는
호르몬을
잡아라!

김소형 지음

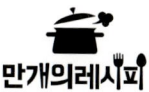
만개의레시피

Prologue

엄마를 살찌게 하는 호르몬을
먼저 알아야 합니다

"임신하고 15kg이 넘게 쪘는데 출산하고 나서 빠지지는 않고 오히려 점점 더 살이 찌고 있어요. 처음엔 이해해주던 남편도 얼마 전부터는 '이제 살 좀 빼야 하지 않겠냐'며, 게으른 사람 취급을 하는 것 같아 속상해요. 원장님, 저도 정말 살 빼고 싶어요."

임신과 출산 과정에서 걷잡을 수 없이 불어난 몸과 여러 번 경험한 다이어트 실패담을 조곤조곤 이야기하던 30대 초반의 아기 엄마는 더 이상 이대로 있을 수 없다는 생각에 큰맘 먹고 진료실을 찾았다고 했습니다. 그날 제가 그녀에게 처방해준 약은 이뇨제나 식욕억제제 성분의 한약이 아닌, 흐트러진 몸의 에너지를 보충시키고 저체되어 있는 신진대사를 원활하게 해주는 보약 처방이었어요.

"이 약 다 드시고, 기운 내서 살 빼봅시다! 다이어트도 기운이 있어야 해요. 엄마 몸이 이렇게 지쳐있는데, 다이어트를 어떻게 하고 그 힘든 육아는 또 어떻게 해요. 살 빼려면 우선 엄마 몸부터 돌보고, 기운이 돌아오면 그때 다이어트를 해서 예전 몸으로 돌아가 보자고요."

그토록 차분하고 담담하게 자신의 이야기를 하던 아기엄마는 말이 끝나기 무섭게 눈물을 쏟았습니다. 지금까지 다이어트 실패를 반복했던 걸 한심하게 생각해온 스스로에게 너무나도 미안해서 울컥 눈물이 났다고 해요. 다이어트와 육아를 병행한다는 게 너무나 힘든 현실이라는 걸 알아줘서 정말 고맙다며 이야기를 이어갔습니다. 그동안 마음 편히 식사 한 번 못하고, 잠 한숨 제대로 못 자면서도 '힘들다'라는 말을 입 밖으로 꺼내지 못했다고 해요. '너만 아이 낳고, 너만 아이 키우냐'라는 핀잔을 들으면 도무지 그 상처를 감당할 수 없을 것 같았기 때문에 말이지요.

저 역시도 아기엄마와 비슷한 나이에 아기를 낳아 기르며 워킹맘으로 살아왔기 때문에 그 마음을 충분히 공감할 수 있었습니다. 다독거려 기력을 회복한 후 건강한 다이어트를 하기로 약속하고 집으로 돌려보냈어요. 그로부터 몇 달이 흐르고 아기 엄마는 건강과 함께 차츰 예전의 몸을 되찾아갔고, 더불어 자신을 소중히 여기는 자존감까지 얻게 되었지요. 지금도 우리 병원과 오랜 인연을 맺어오고 있는 그녀는 어느새 초등학생이 된 딸과 함께 종종 내원하곤 합니다.

출산 후 살이 잘 빠지지 않는 건 너무나도 당연한 일이에요. 출산 후의 몸은 예전의 몸과는 완전히 다르기 때문이지요. 자궁을 성장시켜 태아가 자라날 공간을 충분히 확보할 수 있도록 돕는 에스트로겐 호르몬은 자궁과 골반 주변에 지방을 축적해 펑퍼짐한 하체를 만들고,

가임기 여성의 생리 주기를 조절하며 태아의 착상을 돕고 자궁내막을 튼튼하게 해서 임신을 보다 안정적으로 유지하게 돕는 프로게스테론 호르몬은 툭하면 우울감에 빠지게 합니다. 질과 자궁의 하부를 넓혀주면서 아기가 쉽게 나오도록 돕는 릴랙신 호르몬도 마찬가지지요. 출산 후 골반이 벌어지게 만들어 산후 허리 통증이나 체형 변화를 이끄는 주범이기도 합니다.

짧은 기간 이런 호르몬의 다양한 변화로 자연스럽게 '출산을 위한 몸'으로 체질과 체형이 완전히 바뀌어버린 엄마는 예전의 몸을 찾기 위해 호르몬의 변화를 거슬러 평소보다 훨씬 더 많은 노력을 해야 그나마 출산 이전으로 비슷하게 돌아갈 수 있습니다. 결코 게으름이나 의지의 문제가 아니라는 것을 엄마 스스로 깨닫고 자책하지 말아야 해요. 그저 엄마의 몸이 아이를 맞이하기 위해 변화한 것일 뿐이니까요.

그렇다고 적게는 10kg에서 많게는 20kg까지 불어나 버린 몸을 방치하고 육아에만 전념하기에는 당장 엄마의 몸과 마음이 힘들기 때문에 건강을 위해서라도 다이어트는 필수가 되어야 합니다. 다만 20대의 다이어트처럼 무조건 칼로리를 제한하거나, 요일별로 복잡한 식단을 따르거나, 매일 2시간씩 운동하는 무리한 다이어트는 애초에 시도할 필요도 없는 불가능한 다이어트 버전입니다. 그러다 보니 엄마들이 가장 혹하는 다이어트 방법은 최대한 단시간에 효과를 볼 수 있다는 유행 다이어트지요.

하지만 명심해야 할 것은 세상에 나온 그 어떤 유행 다이어트도 건강과 체중 감량 두 가지를 다 만족시킬 수는 없다는 점입니다. 대부분의 유행 다이어트는 자신의 몸을 혹사시키며 얻는 반짝 효과에 불과합니다. 그러니 지금까지 그토록 많은 다이어트 방법이 유행했다 사라지기를 반복하는 것이지요. 그럼에도 불구하고 지금 이 순간에도 유행 다이어트를 따라 성공과 실패를 반복하며 다이어트 유목민으로 살아가는 이들이 부지기수입니다. 이러한 확증편향적 유행 다이어트는 여성의 몸을 망치게 됩니다. 여성의 몸은 아주 특별하기 때문에 함부로 유행 다이어트에 실험동물로 맡겨져선 안 됩니다.

저 역시 20대 초반에는 그런 유행 다이어트를 전전하며 성공과 실패를 무한정 되풀이했었습니다. 체중 1kg에 천당과 지옥을 오갈 만큼 예민하게 반응했고, 다이어트의 집착 때문에 악성 요요를 경험하고 원형탈모와 극심한 위염을 앓고 나서야 내 몸을 혹사시키는 유행 다이어트가 얼마나 헛된 일인지 깨닫게 되었지요. 그 때문일까요? 살을 빼기 위해 나에게 손을 내민 그 누구도 유행 다이어트의 피해자가 되지 않길 바라는 마음으로 이 책을 쓰게 되었습니다.

20년이 넘도록 여자의 몸과 체질을 연구하면서 아이를 낳으며 물리적인 몸의 변화를 겪어내야 하고 육아의 소용돌이 속에 빠진 엄마들이 다이어트를 한다는 것이 얼마나 힘든 일인지 누구보다 잘 알게 되었습니다. 그래서 한방 채식 다이어트 제품을 개발해서 10여 년간 판매를 하기도 했지요. 그 바탕에는 건강을 잃지 않으면서도 여성들이 원하는 몸으로 되돌릴 수 있어야 한다는 다이어트 전문가로서의 일종의 사명이 깔려있었기에 지금까지 멈추지 않고 달려올 수 있었습니다.

　스스로 직접 수많은 유행 다이어트를 경험해보기도 하고 악성 요요와 싸워보기도 하면서 얻은 결론은 날씬한 몸을 원한다면 우선 우리 몸의 체계를 정상범위로 되돌려야 한다는 것입니다. 그러기 위해서는 가장 먼저 우리 인체의 모든 생명 활동을 관장하는 호르몬의 체계부터 차근차근 되돌려야 한다는 결론에 이르렀습니다.

　이 책에서 주목하는 호르몬은 크게 세 종류로, 여성호르몬과 인슐린, 그리고 식욕조절 호르몬입니다. 호르몬 이론에서는 내 몸 안의 어떤 문제가 폭발적인 식욕과 살찌는 체질을 만드는지, 체중과 체지방을 조절하는 시스템에 어떤 이상이 생겨 지방을 잘 쓰지 않는 몸으로 바뀌는지에 대해 주목합니다. 여기에 한 가지 더, 여성에게는 여성호르몬이 다이어트에 결정적 요소로 작용한다는 것도 핵심 이론으로 다루고 있습니다.

　따라서 이 책에는 그동안 출산 후 마음의 여유를 잃어버리고 체력의 여유마저 바닥으로 곤두박질치도록 방치했던 수많은 엄마들에게 내 몸을 이해하고, 내 몸을 보다 근본적으로 돌볼 수 있는 방법을 제안하고 있습니다. 인슐린 호르몬의 체계를 바로잡아 체내 불필요한 지방 축적을 막고, 공복감을 높이는 그렐린과 포만감을 느끼도록 하는 렙틴 호르몬의 정상화를 이룰 수 있는 방법들을 소개합니다. 또한 호르몬 밸런스를 해치지 않으면서도 맛있게 먹을 수 있는 16가지 초간단 호르몬 다이어트 레시피를 함께 수록했습니다. 이를 통해 그 어떤 유행 다이어트를 전전하지 않아도 살이 잘 빠지는 몸과 다시 살찌지 않는 몸을 만들 수 있답니다.

워킹맘이나 주부맘 모두 나만을 돌보는 시간을 누리는 일에 인색하지 않기란 참 힘들지요. 하지만 하루 15분이라면 어떨까요? 매일 반복적으로 먹고 마시고 쉬고 자는 작은 습관들이 그 자체로는 큰 의미가 없지만 몸의 흐름을 바꾸어놓습니다. 결과적으로 우리의 인생과 건강, 그리고 행복에 엄청난 영향을 미치지요.

그렇다면 새로운 습관은 어떻게 만들어질까요? 우선 내 몸을 이해하고, 그동안 몸과 마음에 가했던 많은 잘못들을 교정해야 해요. 호르몬을 정복하는 일은 아주 작은 습관에서부터 시작합니다. 살을 빼고 찬란한 리즈시절을 꿈꾸는 것은 누구나 똑같습니다. 다만 그 방법을 제대로 몰랐기 때문에 그동안 수없이 많은 다이어트 오류를 범해 왔던 것이지요. 부디 출산을 경험하고 육아 전쟁을 치르고 있는 많은 엄마들이 유행 다이어트를 전전하며 더 이상 다이어트 유목민으로 살지 않기를 소망해봅니다. 그리고 이 책이 엄마들의 다이어트 개념을 조금이라도 바로잡아줄 수 있는 희망의 스위치가 되길 바랍니다.

한의학박사
김소형

Contents

PROLOGUE 엄마를 살찌게 하는 호르몬을 먼저 알아야 합니다   **004**

PART 1   안 빠지는 데는 이유가 있다

- ◆ 엄마를 유혹하는 약물과 유행 다이어트의 진실   **018**
- ◆ 육아 스트레스가 불러오는 가짜 배고픔에 속지 마라   **025**
- ◆ 다이어트 폭망 습관을 반복하지 마라   **031**
- ◆ 시간만 허비하는 운동에 집착하지 마라   **036**
- ◆ 더 이상 음식에 배신당하지 마라   **042**

PART 2   잘 빠지게 하는 핵심은 호르몬이다

- ◆ 일생을 살며 여성의 호르몬은 세 번 변화한다   **052**
  - 여성의 일생과 호르몬의 변화는 함께한다   **052**
  - 임신과 출산은 가장 다양한 호르몬 변화의 시기다   **055**
  - 사춘기 못지않은 호르몬의 격동기, 갱년기   **057**

◆ **호르몬이 휩쓸고 간 몸의 변화와 회복을 이해해야 한다** 060

　출산을 치러낸 여성의 몸은 전쟁터와 같다 060
　임신 후 여성의 몸을 살찌게 하는 것은 호르몬이다 062
　호르몬의 정상화를 위해 적어도 12개월의 기간이 필요하다 064

◆ **누구나 아이만 낳으면 예전의 몸으로 돌아갈 줄 안다** 066

　호르몬 밸런스가 깨진 엄마의 다이어트는 실패 확률이 높다 066
　호르몬 되돌리는 산후조리가 다이어트를 성공으로 이끈다 070
　6주 이후부터 6개월까지는 산후 다이어트의 황금기다 075

◆ **다이어트의 핵심은 호르몬 조절이다** 078

　다이어트, 칼로리가 아닌 호르몬에 주목해야 한다 078
　지방 저장 호르몬, 인슐린을 조절해야 한다 080
　식욕조절 호르몬, 렙틴과 그렐린을 잡아야 한다 084

◆ **호르몬 변화로 나타나는 세 가지 살찌는 유형을 파악하라** 088

　호르몬과 기혈순환의 문제로 체질이 바뀐다 088
　혈액순환이 원활하지 않아 살이 찌는 체질 090
　몸에 수분이 정체되어 살이 찌는 체질 091
　몸에 지방이 많이 쌓이는 체질 093

다시 살찌지 않는 몸을 만들어야 한다

◆ 살찌는 원인, 호르몬의 불균형을 잡아라   100

◆ 롤러코스터 같은 혈당 변화는 NO! 인슐린을 쉬게 하라   103

    설탕과 정제 탄수화물의 반복적 섭취는 이제 그만   104
    공복 혹은 시리얼로 때우는 아침 식사는 이제 그만   105
    끼니와 끼니 사이 무분별하게 섭취하는 간식은 이제 그만   106
    인슐린을 자극하는 과일 주스는 이제 그만   106

◆ 멈출 수 없는 식탐, 고장난 렙틴 호르몬을 되돌려라   108

    액상과당이 첨가된 가공식품 섭취를 줄여라   110
    과식을 막기 위해 식사속도를 조절하라   111
    스트레스를 풀고 수면 시간을 늘려라   112

◆ 시도 때도 없는 허기, 그렐린을 안정시켜라   113

    너무 적게 먹는다   114
    너무 많이 먹는다   115
    불규칙적인 식사를 한다   116

◆ 호르몬 밸런스를 위해 설탕 중독에서 벗어나야 한다   117

◆ 호르몬 불균형을 유발하는 카페인도 비만의 적이다   122

◆ 간 건강을 유지해야 살 빠지는 체질이 된다   126

- ◆ 칼로리보다 GI지수에 주목해야 한다 — 131
- ◆ 극단적인 저염식이 오히려 다이어트를 망친다 — 145
- ◆ 아무렇게나 물 마시지 마라 — 150
- ◆ 살찌고 싶지 않다면 밤에 자야 한다 — 156
- ◆ 좋은 탄수화물, 나쁜 탄수화물 가려내는 안목을 키워라 — 160
  - 혈당과 체중조절을 힘들게 만드는 나쁜 탄수화물 구분하기 — 164
  - 씹어야만 느낄 수 있는 단맛, 좋은 탄수화물 구분하기 — 165
- ◆ 근육보험 들려면 단백질 섭취방법부터 바꿔야 한다 — 167
  - 동물성 단백질과 식물성 단백질을 섞어 먹는다 — 170
  - 동물성 단백질은 가급적 지방과 함께 먹는다 — 171
  - 단백질을 정제 탄수화물과 먹으면 인슐린을 자극한다 — 172
- ◆ 가짜 배고픔, 이렇게 해결하라 — 173
  - 목이 마르면 배고파진다 — 175
  - 스트레스를 받으면 배고파진다 — 175
  - 졸리면 배고파진다 — 176
  - 외로우면 배고파진다 — 177
  - 새벽 1시에 깨어있으면 배고파진다 — 177

◆ 체질에 따라 몸을 순환시키는 방법도 달라져야 한다 　179

혈액순환이 안 되어 살이 찌는 유형 　179

- 얼굴에 여드름, 기미 등 피부 트러블이 잦다 　179
- 스치기만 해도 멍이 잘 든다 　181
- 가슴이 답답하고 숨이 찬 증세가 잦다 　182
- 출산 전에는 생리통이 없었는데 출산 후 생리통이 부쩍 심해졌다 　183
- 아랫배가 차고 묵직하면서 변비나 설사가 잦다 　184
- 손발이 자주 저리고 차다 　185

몸이 차고 잘 부어서 살이 찌는 유형 　186

- 하루에도 1~2kg은 기본, 몸무게의 변화가 심하다 　186
- 저녁만 되면 코끼리 다리처럼 하체가 퉁퉁 붓는다 　187
- 피부를 누르면 움푹 들어가 잘 나오지 않고 피부가 차다 　188
- 종아리와 허벅지에 청색 또는 자주색 혈관이 도드라져 보인다 　189
- 물만 마셔도 붓는다 　191
- 허리 또는 무릎이 냉하고 아프다 　192
- 배꼽 밑 하복부에 돌같이 단단한 것이 있다 　193

물만 먹어도, 굶어도 살찌는 유형 　194

- 이유 없이 한두 달 사이에 갑자기 살이 쪘다 　194
- 굶어도 살이 잘 안 빠진다 　195
- 다크서클이 심하고 얼굴이 전체적으로 칙칙하고 누렇게 뜬다 　196
- 목구멍에 매실씨 같은 것이 걸린 것처럼 답답하다 　197
- 피부 아래에 멍울 같은 것이 잡히고 잘 없어지지 않는다 　198
- 몸이 천근만근 무겁고 피로감을 자주 느낀다 　199
- 옆구리가 뻐근하고 치받는 느낌이 있다 　200

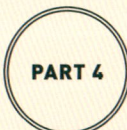

PART 4 살 안 찌는 체질로 바꿔주는 다이어트 레시피

- ◆ 혈관청소 해독주스 — **207**
- ◆ 미나리 해독주스 — **210**
- ◆ 피부 해독주스 — **213**
- ◆ 양배추감자 스무디 — **216**
- ◆ 콩비수 — **219**
- ◆ 매크로바이오틱 수프 — **222**
- ◆ 맷돌호박죽 — **226**
- ◆ 다이어트밥 — **229**
- ◆ 당뇨밥 — **232**
- ◆ 위 편한 밥 — **235**
- ◆ 연근죽 — **238**
- ◆ 삼두죽 — **241**
- ◆ 구운 파프리카 샐러드 — **244**
- ◆ 히비스커스 드레싱 샐러드 — **247**
- ◆ 딸기 드레싱 샐러드 — **250**

Part 1

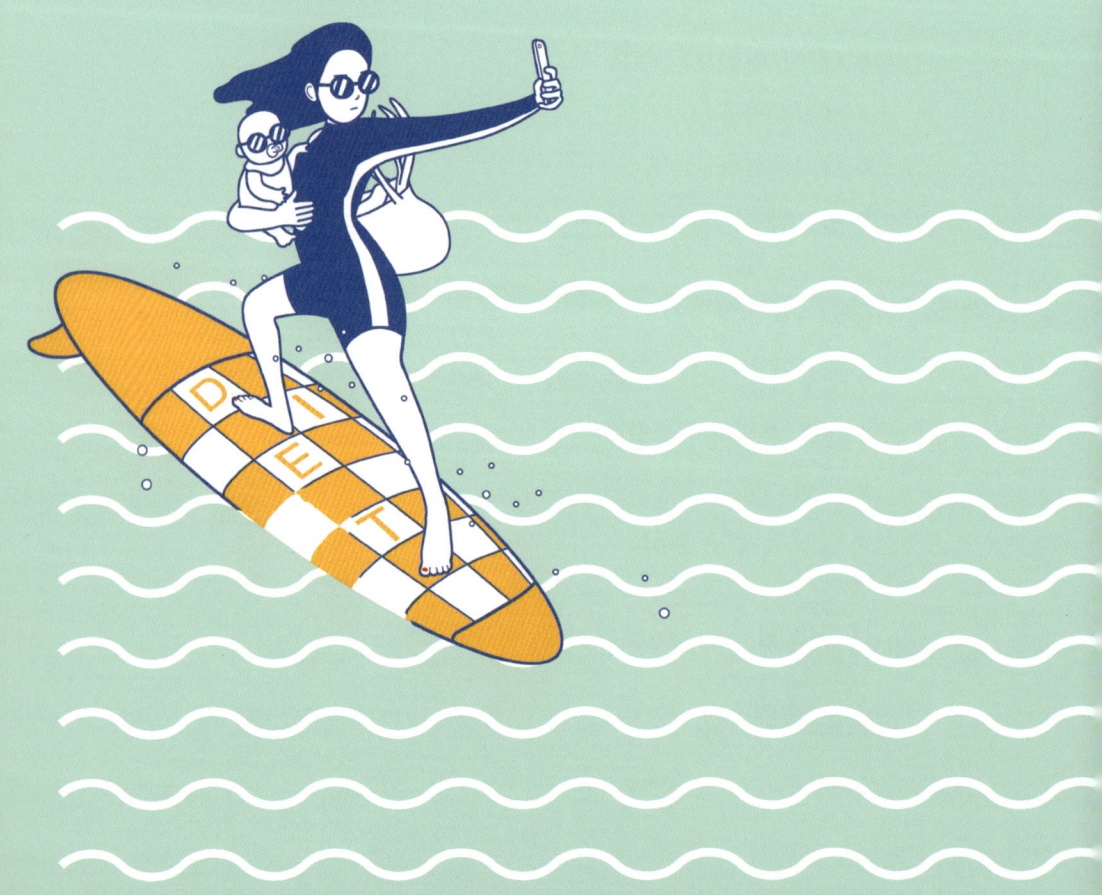

안 빠지는 데는 이유가 있다

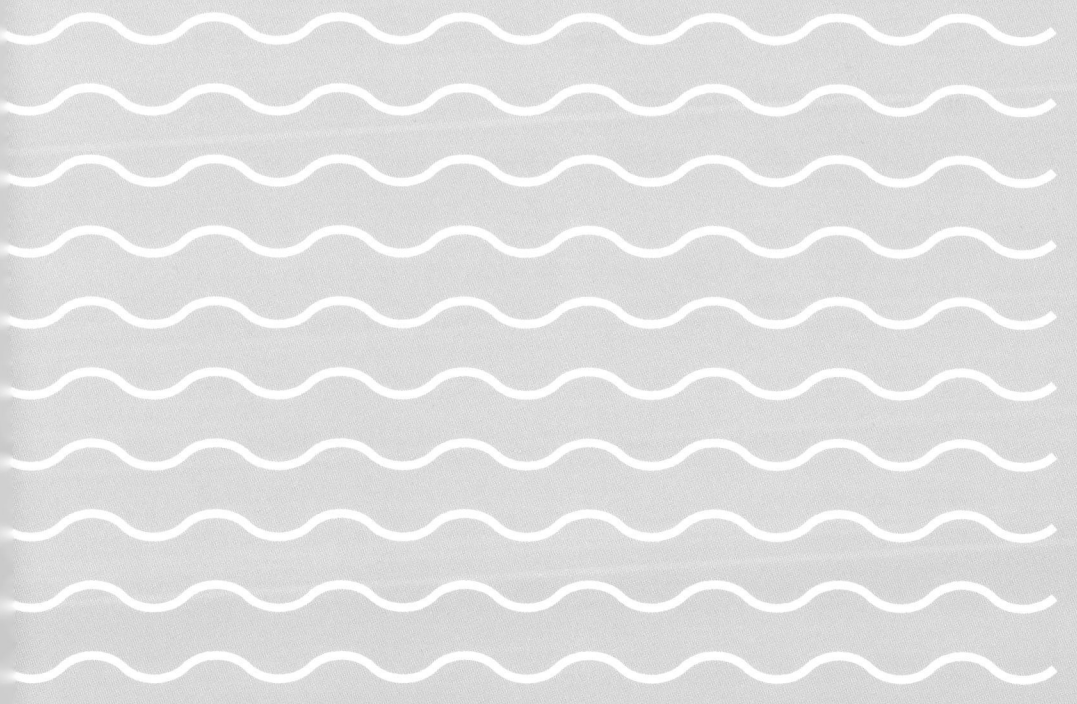

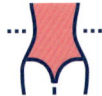

엄마를 유혹하는
약물과 유행 다이어트의 진실

1년의 육아휴직 후 복직을 앞두고 있는 30대 초반 초보 맘이에요. 결혼 전에도 다이어트를 하지 않으면 금방 살이 찌는 체질이라 유난히 다이어트에 집착했어요. 황제 다이어트, 마녀 수프 다이어트, 이유식 다이어트, 저탄고지 다이어트……. 클래식한 다이어트부터 최신 유행 다이어트까지 다양하게 시도했지만 늘 얼마 가지 못해 실패했어요. 갑작스럽게 결혼 날짜를 잡아서 3개월간 폭풍 다이어트에 돌입했는데, 모두 실패하고 결국 결혼 한 달 전에 무리하게 단식을 시도해 7kg 감량에 겨우 성공했어요. 문제는 결혼 후 5개월 만에 12kg이 쪘고 그 이후 임신을 하면서 20kg이나 더 쪄버렸어요. 아이를 낳고 빠진 몸무게는 정확히 5kg. 독한 마음 먹고 다이어트를 하면 3kg이 빠지고 다시 5kg이 쪄버리는 악순환이 반복되어 처음 다이어트를 시작할 때보다 오히려 더 쪘어요. 최근에는 식욕억제제를 처방받아 복용했지만 별 효과는 없고 불면증과 가슴 두근거림이 너무 심해서 복용을 중단한 상태죠. 이제 곧 복직을 앞두고 있는데 결혼 전보다 30kg 넘게 불어난 몸을 어떻게 되돌려야 할지 막막하네요. 맘카페나 SNS를 보면 다이어트에 성공했다는 후기도 종종 올라오고 출산 후 복귀한 연예인들은 예전의 몸 그대로 잘도 돌아오던데 전 왜 살이 안 빠질까요?

(30대 초반 직장인, 박유민)

"엄마 배는 왜 이렇게 두꺼워? 말랑말랑하고 뚱뚱해요!"

딸아이가 여섯 살쯤 됐을 무렵이었다. 함께 샤워를 하고 있는데 천진난만한 표정으로 건네는 무시무시한 말에 순간 멍해졌다. 태연한 척 "예쁜 딸을 낳느라 그런가 봐."라며 넘겼지만, 종일 딸아이의 '뚱뚱해요.'라는 말이 귓가를 맴돌았다. 그래도 한때 '미스코리아 출신 한의사'라는 수식어가 지겨우리만큼 따라다녔는데 '뚱뚱'이라니. 하지만 임신과 출산을 겪으며 여성의 몸에 변화가 나타나는 것은 지극히 당연한 일이다. 문제는 이렇게 뒤바뀐 몸을 스스로가 망치고 있다는 것이다.

지금까지 수없이 많은 다이어트가 등장했다 사라지기를 반복하고 있다. 수많은 사람들이 어차피 유행 다이어트는 반짝 효과에 지나지 않고 중단하면 도루묵이라는 것을 다 알면서도 '이건 좀 다르지 않을까?'라는 기대로 매번 새로운 유행 다이어트에 혹하곤 한다. 그리고 보면 어느 것 하나도 확실한 효과를 볼 수 없기에 매번 새로운 다이어트가 등장하는지도 모른다. 그런데 왜, 유행 다이어트는 하나같이 일시적 효과만 있을 뿐 장기적인 효과를 기대할 수 없을까?

답은 간단하다. 유행 다이어트는 지극히 극단적이라 장기간 지속이 불가능하다. 이론적으로 칼로리가 낮은 음식을 적게 먹는다면 살

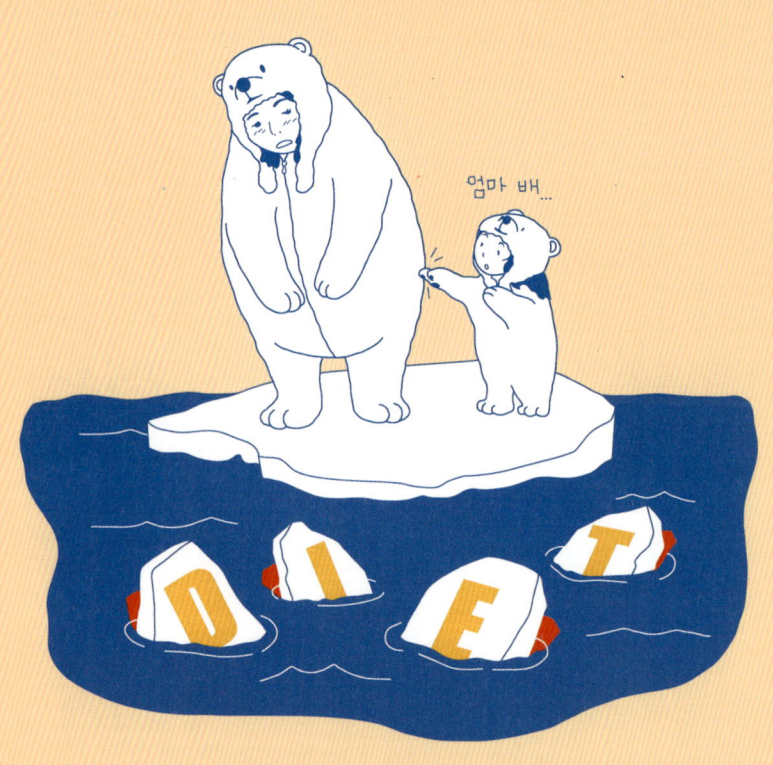

은 빠질 수밖에 없다. 중요한 것은 그런 식사 패턴을 얼마나 장기적으로 유지할 수 있냐는 것이다. 대부분의 유행 다이어트는 지금의 식사 패턴을 완전히 바꿔야 하거나 먹던 음식의 절반만 먹어가며 배고픔을 참아야 하는 방식이기 때문에 그것에 익숙해지기도, 지속하기도 어렵다. 애초에 오랜 기간을 지속할 수 없는 유행 다이어트의 방식 자체가 반짝 효과에 그치게 하는 가장 큰 원인이다.

그런데 이런 유행 다이어트가 반짝 효과에만 머무는 것이 아니라는 게 더 큰 문제점이다. 죽도록 고생을 하고도 다이어트가 끝나면 슬금슬금 원래 체중으로 돌아와 그동안의 고생이 모두 허사가 되기 일쑤다. 대부분의 유행 다이어트는 특정 영양소나 칼로리를 극도로 제한하는 방식이 많다. 우리 몸은 가능한 일정 체중을 유지하려는 경향이 있기 때문에 음식섭취를 줄이면 기초대사량을 감소시켜 에너지 소비를 줄인다. 즉, 적게 먹으면 그만큼 적은 에너지를 사용하도록 우리 몸의 시스템이 바뀌어버린다.

만약 다이어트가 끝나고 원래의 식사 패턴으로 돌아가게 되면 이미 줄어든 기초대사량 때문에 쉽게 살이 찌는, 이른바 '요요현상'을 경험하게 된다. 유행 다이어트를 반복하면 할수록 요요현상을 경험하는 횟수도 함께 늘어나고 훗날 '악성 요요'라는 무시무시한 덫에 빠질 수밖에 없다. 악성 요요는 체중이 줄었다 늘었다를 반복하면서 이전보다 훨씬 더 체중이 증가하는 현상을 말한다. 사례자처럼 체중 3kg을 감량하면 오롯이 3kg만 찌는 것이 아니라 5kg, 6kg으로 증가해 이전보다 훨씬 더 살이 찌게 되는 것이다. 그뿐만 아니라 악성 요요는 우리 몸의 호르몬 체계를 무너뜨려 생리불순, 탈모, 식이장애 등의 심각한 부작용을 가져올 수 있다.

효과 없이 반복되는 다이어트에 지친 사람들이 결국 한 번쯤 의존하는 다이어트 약물도 마찬가지다. 손톱보다 훨씬 더 작은 한 알을 삼키는 것만으로 왕성한 식욕을 줄여준다는 식욕억제제는 얼핏 다이어트의 구세주 같은 느낌을 받을 수 있다. 하지만 분명히 알아야 할 것은 대부분의 식욕억제제는 우울, 환각, 불면, 심혈관계질환 등을 유발할 수 있는 향정신성의약품이라는 것이다. 다이어트에 지친 이들이 마지막 희망처럼 손을 뻗게 되는 다이어트 약물 역시 일시적인 효과만 줄 수 있고 더 큰 부작용을 가져올 수 있으니 절대 오남용해서는 안 된다.

누구나 '유행'이라는 말에 관심을 갖는다. 유행하는 옷, 유행하는 음악, 유행하는 음식, 유행하는 장소······. 이런 것들은 모두 사람들의 호기심을 자극하지만 결국 영원히 지속되는 유행은 없다. **다이어트는 시간과의 싸움이다. 얼마나 빠른 시간 안에 살을 빼느냐가 아니라 얼마나 오랜 시간 동안 꾸준히 유지할 수 있느냐가 성패를 가른다.** 다이어트에 성공하기 위해서는 일시적으로 실행할 수 있는 극단적인 다이어트가 아니라 몸에 무리를 주지 않고, 장기적으로 실행할 수 있고, 불필요한 체지방을 줄여 건강함을 되찾게 하는 옳은 다이어트를 선택해야 한다. 패스트 패션처럼 빠르게 지나가는 유행 다이어트는 그 어떤 것도 날씬하고 건강한 몸을 가져다주지 않는 것을 꼭 기억해야 한다.

임신과 출산을 겪으며 여성의 몸은 일생일대의 큰 변화를 맞게 된다. 아이의 탄생으로 기쁨과 행복감을 느끼는 것도 잠시, 여성은 이전에 겪어보지 못한 체질, 체형, 감정의 변화와 뒤바뀐 일상의 변화에 맞서 끊임없이 싸워야 한다. 해도 해도 끝이 없는 집안일, 온통 아이에게 집중된 시간, 끼니도 잠도 편안하게 해결하지 못하는 매일을 인내하다 보면 감당할 수 없는 스트레스에 슬럼프를 겪게 된다. 사실 여성 스스로는 그 힘든 시간이 인생 최대의 슬럼프라는 것을 자각하지도 못한 채 점점 지쳐가고 있는 것이다.

그사이 눈에 보이지도 않는 호르몬은 오르락내리락 춤을 추고, 임신 기간 중 불어난 체중은 빠질 기미를 보이지 않고, 없던 식욕이 폭발하기도 하고, 먹는 대로 살찌는 체질로 바뀌어 체중은 인생 정점을 찍게 된다. 그 때문에 성공확률이 보장되지도 않는 다이어트와의 전쟁을 무한정 치러야 한다. 설사 다이어트에 성공했다 하더라도 임신 이전의 몸으로 완벽한 복귀는 사실상 불가능하다. 그렇다고 다이어트에 실패하거나 포기하게 되면 어느새 남들 눈에는 게으른 사람이 되어있거나, 스스로에게는 부끄러운 존재가 되어있다.

몸을 해치지 않고 지속적으로 가능한 다이어트는 우리 몸의 살이 찌는 원리를 몸 내부에서 파악하고 그에 맞는 건전한 식습관을 제공하는 다이어트다. 그 대표적인 것이 호르몬 다이어트다. 호르몬을 알고 호르몬을 다스려야 살이 빠지고 건강해진다. 수천 가지의 호르몬과 신경전달물질들이 우리 몸 곳곳의 기능을 조율하며 작동하게 만든다.

어느 것 하나도 그냥 움직이는 것 없이 호르몬 간의 밸런스가 각 기관들이 움직이는 명령어를 만들어 낸다. 그래서 미세한 호르몬 밸런스의 차이가 우리 몸의 특성을 만들고, 그 특성에 의해 사람 몸은 저마다 차이가 있게 된다. 이것이 체질이다. 한마디로 호르몬 다이어트는 '체질 다이어트'인 셈이다.

단순하고 극단적인 방법으로 단기간에 살을 쏙 빼는 것은 머리로 생각하기에는 매력적이고 행복한 방법이다. 하지만 몸의 입장에서는 매우 폭력적인 방법이 아닐 수 없다. 우리의 몸은 생각보다 똑똑하기 때문에 갑작스러운 변화에 반란을 일으키고 발빠르게 대응한다. 그래서 요요, 탈모를 비롯한 부작용을 겪게 되는 것이다. 자기만의 시간을 누릴 시간이 부족한 엄마들을 현혹하는 단순무식한 방법들은 사실 실행하기도 힘들다.

아이를 돌보듯 지친 엄마의 몸도 사랑하고 돌봐야 한다. 식물도 영양제와 물만 잔뜩 준다고 잘 크지 않는다. 빛을 쏘이고 물을 주고 하는 작은 관심들이 꾸준히 지속되어야 건강하게 뿌리를 내리고 꽃을 피운다. 호르몬 다이어트는 먹고 마시고 움직이고 쉬는 방법을 하나씩 바꾸어나가는 것이다. 매일 1퍼센트씩 바꾸다 보면 확실하게 몸의 흐름이 바뀔 것이다. 하루에 잠시라도 내 몸을 위한 시간을 갖고 작은 변화에 만족하는 습관을 들이자. 대단한 결심이 필요한 것도 아니고 엄청난 시간이 걸리지도 않는다. 호르몬의 흐름을 바꾸는 기적은 아주 작은 습관에서부터 시작된다.

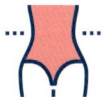

육아 스트레스가 불러오는
가짜 배고픔에 속지 마라

8개월 쌍둥이를 독박 육아로 키워내고 있는 둥이맘입니다. 결혼 후 6년 만에 정말 어렵게 만난 우리 쌍둥이. 하늘이 주신 선물이라 생각하며 직장까지 퇴사하고 기쁜 마음으로 육아를 시작했죠. 하지만 육아라는 삶의 소용돌이 속에 빠져 보니 우울, 스트레스, 노동이 가득한 전쟁터였습니다. 쌍둥이 1호를 재우면 2호가 울고, 2호를 안아서 달래면 1호가 자지러지는 전쟁은 매일 겪어야 하는 일상입니다. 양가의 도움 없이, 바쁜 남편의 도움 없이 쌍둥이를 혼자서 키워내려니 제때 식탁에 앉아 밥을 먹는 일은 아예 불가능했고, 그러다 보니 운 좋게 둘 다 재우는 데 성공하거나 한 아이라도 잠이 들었을 때면 배가 고프건 말건 무조건 일단 먹고 봅니다. 그런데 4~5개월 전부터는 밤늦게 남편이 들어와 아이들을 잠시 봐주고 있을 때면 참을 수 없는 배고픔이 몰려옵니다. 배고픔이라기보다는 뭔가 허전한 느낌이 들어 주로 간단하게 먹을 수 있는 배달음식이나 인스턴트 음식을 먹곤 합니다. 거의 매일 그런 습관을 반복하다 보니 임신하면서 찐 살은 전혀 빠지지 않고 한 달에 2kg씩 꾸준히 불어나고 있습니다. 친한 동생이 "쌍둥이

키우면 힘들어서 살이 쭉쭉 빠진다던데 언니는 둥이맘 체질인가봐."라며 농담으로 건넨 말에 상처받았던 그날도 어김없이 남편과 1인 1닭을 했습니다. 왜 밤만 되면 허기가 지는지……. 멈출 수 없는 야식 욕구를 막을 방법은 없을까요?

(30대 후반 쌍둥이맘, 차소연)

    분명 저녁을 배부르게 먹었는데 TV 좀 보고 나면 다시 뱃속이 허전해지는 경험을 누구나 해봤을 것이다. 치맥, 족발, 순대볶음, 떡볶이……. 내가 아는 그 맛, 알아서 더 먹고 싶은 그 맛들이 어쩜 그리도 구체적으로 머릿속을 꽉 채우는지 모른다. 결국 IT 강국의 민족답게 핸드폰을 집어 들고 가벼운 터치 몇 번으로 그럴싸한 저녁 한 상을 주문해버린다. 택배기사님 다음으로 반가운 배달기사님을 영접하고 허겁지겁 음식을 먹고 나면 그제야 '좀 참을 걸 그랬나?'라는 현자타임이 찾아온다.

    시간이 지날수록 배고픔이 점점 커지고, 배에서 꼬르륵 소리가 나고, 음식을 먹은 후에 행복하고 만족스럽다는 특징이 있는 진짜 배고픔과는 달리 허기지지 않는데도 참을 수 없는 배고픔을 느끼는 것. 바로 가짜 배고픔 때문이다. 후회와 자책을 불러오는 가짜 배고픔은 '심리적 허기'라고 부르기도 한다. 공복이 아닐 때도 무언가를 계속 먹고 싶어 하는 욕구인데, 주로 불안정한 혈당과 심리적인 요인으로 발생한다. 에너지 부족에서 오는 기아감이 아니라 감정적으로 느끼는 허기란 얘기다. 문제는 많은 이들이 가짜 배고픔과 진짜 배고픔을 너무나

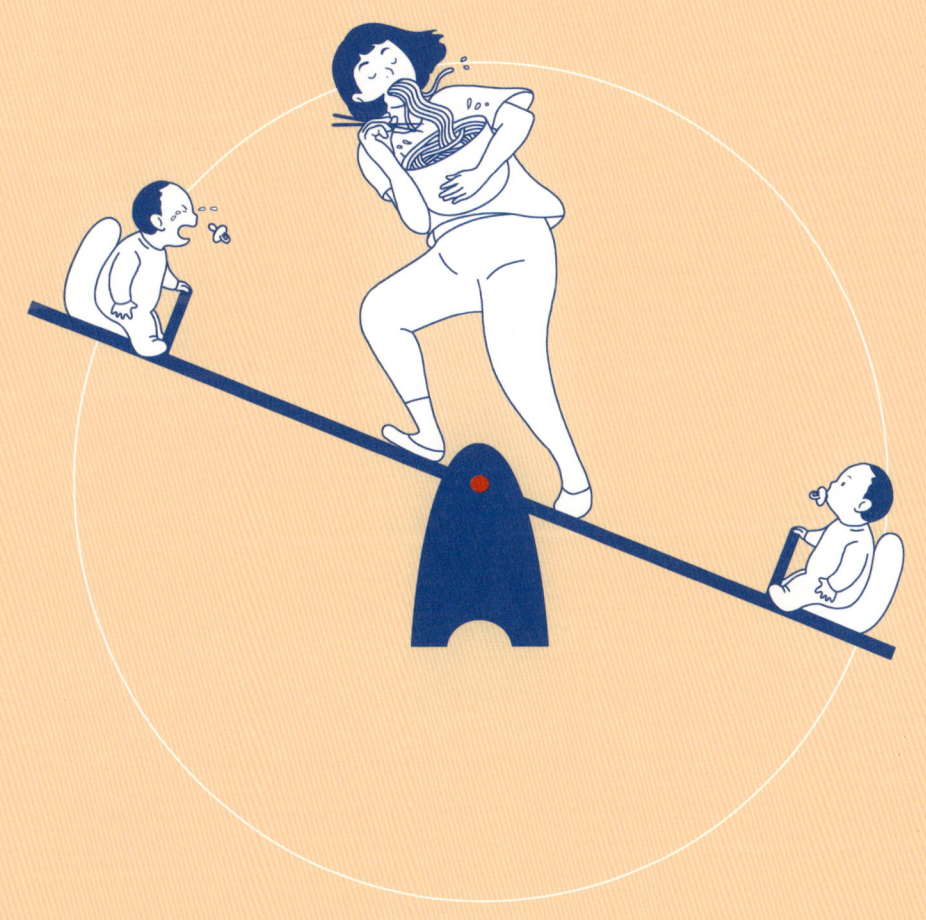

쉽게 착각한다는 것이다. 지금 내가 느끼는 허기가 진짜 배고픔인지, 가짜 배고픔인지만 자각할 수 있어도 식욕은 충분히 다스릴 수 있다.

먼저 <mark>가짜 배고픔의 특징 첫 번째는 식사 후 3시간 안에 배가 고픈 것이다.</mark> 7시에 저녁을 배부르게 먹었는데 9시나 10시쯤 먹을 게 생각난다면 그건 진짜 배고픔이 아니라 '당 보충'의 사인이다. 흔히 밥, 빵 등 탄수화물은 위에서 장으로 내려가는 시간이 2시간 정도 걸린다. 식후 2시간이 지나면 혈당이 낮아지고, 그럼 다시 혈당을 높일 음식을 넣어달라고 배고픔의 신호를 보내는 것이다. 그런데 혈당이 떨어진 지금 이 순간을 제대로 활용한다면 지방을 효과적으로 태울 수 있는 다이어트의 '나이스 타이밍'으로 활용할 수 있다.

우리 몸은 혈당이 떨어지면 간이나 근육에 축적된 글리코겐을 에너지원으로 쓰다가, 글리코겐이 모자라면 지방을 분해한다. 혈당이 떨어지고 지방이 분해되는 데까지 대략 한 시간 정도 소요되기 때문에 이 한 시간만 버티면 힘들게 러닝머신 위를 뛰지 않아도 지긋지긋한 체지방을 걷어낼 수 있는 절호의 찬스가 생기게 되는 것이다. 그러나 이 나이스 타이밍을 제대로 활용하지 못하고 당 보충의 사인을 바로 수용하고 만다면 지방이 쌓이는 것은 물론, 자책까지 쌓이게 된다.

<mark>가짜 배고픔의 두 번째 특징은 먹고 싶은 음식 한 가지에 딱 꽂힌다는 것이다.</mark> '돌이라도 씹어 먹겠다!'라고 느끼는 것은 진짜 배고픔이지만 눈물 쏙 빠지게 매운 떡볶이, 달달한 간장 치킨, 깻잎 향이 솔솔 풍기는 순대볶음 등 구체적으로 특정 메뉴가 떠오른다면 이는 가짜 배고

픔이다. 특히 단짠단짠(달고 짜고), 맵단맵단(맵고 달고)의 자극적인 맛이라면 스트레스가 불러온 가짜 배고픔일 확률이 매우 높다.

스트레스를 받거나 울적해지면 행복 호르몬이라고 불리는 세로토닌의 수가 줄어들고, 이에 대한 피드백으로 세로토닌 분비량을 늘리려고 인슐린에게 SOS를 친다. 세로토닌은 트립토판이라는 아미노산을 원료로 해서 뇌에서 만들어지는데, 트립토판을 뇌까지 보내려면 인슐린의 도움이 필요하기 때문이다. 그래서 혈당을 높여서 인슐린 분비를 촉진할 '단짠단짠', '맵단맵단' 등의 자극적인 음식이 필요한 것이다.

여기서 가짜 배고픔의 세 번째 특징이 나타난다. ==스트레스가 심할수록 자극적인 음식들이 더 강렬하게 당긴다는 것이다.== 육아 스트레스로 녹초가 된 밤일수록 엽기적인 매운맛의 닭발, 짬뽕, 떡볶이를 열렬하게 원하는 이유는 코르티솔에서 찾아볼 수 있다. 코르티솔은 스트레스를 받을 때 분비되는 일명 스트레스 호르몬이다. 그런데 이 코르티솔이 식욕 억제 호르몬으로 알려진 렙틴의 분비량을 감소시킨다. 스트레스를 받으면 식욕이 제대로 억제되지 않고, 혈당을 올릴 단맛을 찾아 헤매게 되고 배가 고프지 않아도 계속 먹게 되는 것이다. 그렇게 먹고 나서 느끼는 자책과 공허함이 가짜 배고픔의 마지막 특징이다.

가짜 배고픔과 진짜 배고픔을 구분할 수 있는 방법을 알았다면 이제 가짜 배고픔을 극복할 수 있는 방법들을 알고, 실천해야 한다. 그러기 위해서는 먼저 가짜 배고픔이 자주 출몰하는 시간을 알고 있어야 한다. 영국의 한 조사기관에서 영양학자들과 조사한 결과에 따르면 가짜 배고픔이 가장 심한 시간은 오전 11시, 오후 3시, 저녁 9시쯤이다. 식사 후 3시간 정도가 흐른 시점이다. 이때 허기가 느껴진다면 물을 한 컵 마신다거나, 자리를 떠나 산책을 해본다던가, 호두 같이 트립토판이 풍부한 견과류로 허기를 달래보면 좋다. 그런데 가짜 배고픔을 이기는 가장 좋은 방법은 가짜 배고픔이 찾아올 때 짧고 강도 높은 고강도 인터벌 운동을 잠깐 해주는 것이다. 운동 중에 샘솟는 엔돌핀이 코르티솔 분비를 방해해서 기분전환도 될 수 있고, 칼로리 소모도 돕는 일석이조의 효과를 거둘 수 있기 때문이다.

아무도 알아주지 않는 힘든 육아, 효과 없이 반복하는 다이어트, 해도 해도 티 안 나는 집안일, 밀려드는 업무로 인한 스트레스에 가짜 배고픔은 더 심해질 수밖에 없다. 더구나 이런 스트레스 상황을 음식으로 보상받으려는 습관은 비만의 원인이 될 수밖에 없다. 화가 날 때, 우울할 때, 속상할 때 늘 먹는 것으로 감정을 풀어버리던 습관을 버리고 배가 부름에도 느껴지는 가짜 배고픔을 구분해 내는 능력을 키운다면 다이어트 성공에 한 발 더 다가설 수 있다. 그리고 가짜 배고픔을 극복하는 방법을 적극 활용한다면 살찔 '위기'를 살 뺄 '기회'로 얼마든지 바꿀 수 있다.

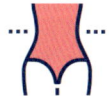

다이어트 폭망 습관을
반복하지 마라

이번 다이어트도 망했습니다. 그래도 2주 넘게 잘 버텨왔는데 한 시간 전에 가족들과 새로 나온 마늘 치킨과 맥주 두 캔을 시원하게 해치워버렸어요. 밀려오는 우울감에 맥주 한 캔을 마저 마시고 잠이나 청하려고 합니다. 저는 다이어트를 실패하는 패턴이 매번 이렇게 똑같아요. 처음 며칠은 의욕에 차서 잘 하다가 남편이나 아이들이 '피자 먹자! 치킨 먹자!' 하면 바로 넘어갑니다. 하룻밤 그렇게 먹고 나면 일단 그날은 우울감에 그대로 잠들고 다음 날은 폭식의 잔해들을 치우며 '왜 그랬을까, 난 왜 이렇게 의지가 약할까?'라고 자책하며 또다시 우울해집니다. 결국, '이번 다이어트도 망했다.'라며 포기해버립니다. 몇 번은 폭식한 다음 날 하루 종일 굶기도 하고 클렌즈 주스로 세 끼를 버텨보기도 했지만, 결국엔 힘들어서 중단했어요. 결혼 전에는 살이 찌는 체질이 아니라 마른 편이었는데 아이 둘을 낳고 나니 어느새 펑퍼짐한 아줌마가 되어있습니다. 결혼 후 옷 사이즈가 세 번 바뀌면서 이제 매장에서 옷 입어보는 것도 부끄러워 매번 인터넷으로만 옷을 구매합니다. 이번에는 뭔가 좀 희망이 보이는 것 같았는데, 결국 이렇게 또 실패를 하네요. 남편이 실패하는 다이어트를 왜 자꾸 하냐며 "다이어트는 다음 생에 하는 걸로!"라고 말하면 그렇게 얄미울 수가 없습니다. 다이어트는 어떻게 해야 실패가 없을까요?

(40대 초반 주부, 이희영)

다이어터들에게 음식의 유혹은 매 순간 찾아온다. 그런데 정말 참기 힘든 위기의 순간은 주로 한밤중에 찾아온다. 스스로 절제하고 자제하던 다이어트 욕구가 야식 앞에 무참히 무너지고 술까지 한잔 곁들이다 보면 폭식하기 딱 좋은 타이밍이 바로 이때다. 하루의 스트레스를 화끈한 불맛에 던져버리기도 하고, 달달한 디저트에 묻어버리기도 하고, 식도를 타고 흐르는 맥주 한 모금에 잊기도 한다. 그런데 실컷 먹고 나서 젓가락을 딱 내려놓으면, 그때부터 죄책감과 우울감이 밀물처럼 밀려온다. 대부분은 그냥 쉽게 떨치고 지나가지만, 다이어트에 스트레스를 많이 받는 사람일수록 이런 현실 자각 타임에 또 다른 스트레스를 받아 다이어트를 포기하거나 폭식으로 이어지기도 한다.

이렇게 단식과 폭식이 반복되면 위장질환 같은 소화기의 문제도 생길 수 있지만, 폭식 장애 같은 심리적 문제가 생길 수도 있기 때문에 특히 주의해야 한다. 다이어트 중 한 번쯤 과식하거나 폭식했다고 해서 모두 실패로 돌아가는 것은 아니다. 과식하거나 폭식한 것보다 그 이후의 행동이 다이어트를 망치는 주요인이 되는 경우가 훨씬 많다. 그래서 과식 후 절대 하지 말아야 할 행동 몇 가지가 있다.

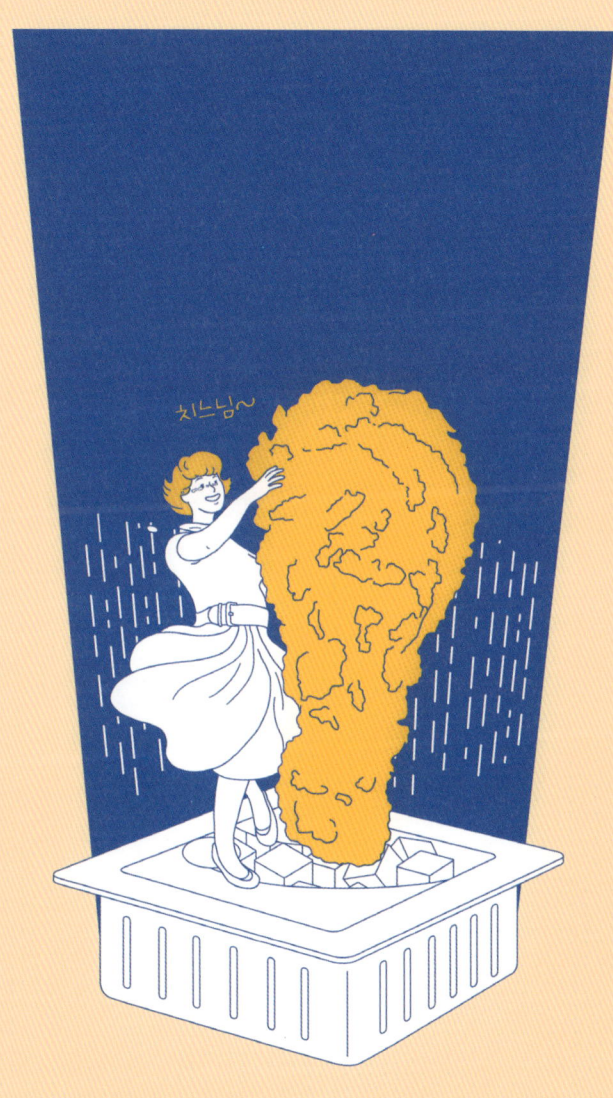

우선 첫 번째, 다이어트를 하다 과식과 폭식을 하고 그다음 날 굶는 것을 삼가야 한다. 죄책감 때문에 아무것도 먹지 않으면 우리 몸은 에너지 비축을 위해서 오히려 당 흡수를 늘리고 더 많은 지방으로 전환하게 된다. 그리고 **굶게 되면 다음 식사는 보상심리로 또 다른 과식을 부르게 된다.** 이럴 땐 무작정 굶기보다는 **식이섬유가 풍부한 채소와 포만감이 오래 가는 단백질, 지방을 골고루 곁들인 식사를 적당히 하고 물을 많이 마셔주는 것이 좋다.**

과식 후 절대 하지 말 것, 두 번째는 자책이다. 참을 수 없는 야식의 유혹에 넘어가고 나면, 엄청난 실수를 저지른 것처럼 스스로 형편없는 사람이라고 자책하게 된다. 이런 생각이 과식할 때마다 반복되면 폭식 장애로 이어질 위험이 있다. 이럴 땐 과식했던 장소를 잠깐 떠나서 바깥바람도 쐴 겸 산책하면서 우울감을 떨쳐내는 게 좋다.

과식 후 절대 하지 말아야 할 행동, 세 번째는 고강도 운동이다. 요즘 유튜브에서 '1000칼로리 태우는 운동'이라는 영상을 쉽게 찾아볼 수 있다. 종류가 많기도 한 이 운동들은 웬만한 정신력으로는 따라 하기 힘들 정도의 초고강도 운동이다. 과식하고 나서 먹은 칼로리를 모두 태우겠다고 강도 높은 운동을 무리하게 하는 건 결코 좋은 습관이 아니다. 밥 먹고 나서 1시간 정도 가볍게 산책을 하거나, 2시간 후 혈당수치가 낮을 때 근력 운동과 유산소 운동을 적당히 하는 것을 추천한다.

마지막으로 과식 후 하지 말아야 할 행동은 바로 잠들기다. 다이어트 중 참고 참던 식욕이 제대로 폭발해 자극적인 음식을 잔뜩 먹고 나면 슬슬 졸음이 몰려온다. 혹은 우울한 마음에 '잠이나 자자.' 하며 누워버리는 경우도 많은데, 과식한 후 바로 눕게 되면 위에 부담을 줄 뿐만 아니라 실제로 지방이 몸에 그대로 쌓이게 된다.

다이어트를 망치는 행동은 어쩌다 하는 과식이나 폭식이 아니다. 그 이후에 이어지는 굶기, 자책하기, 무리한 운동, 바로 잠들기 등의 잘못된 습관들이다. 이런 행동들이 이어지다 보면 다이어트를 지속하기 어려워 결국 포기하게 되는 것이다. 다이어트를 잘 이어가다가 어느 순간부터 다이어트를 포기하게 된다면 혹시 이런 행동들이 이어지지는 않았는지 한 번쯤 체크해보는 것이 좋다.

그렇다면, 참을 수 없는 식욕에 자신도 모르게 폭식을 했다면 어떻게 해야 할까? 혹은 과식 후 자책감과 졸음이 몰려오면 어떻게 해야 할까? 많은 사람들이 다이어트 기간 중에 하는 단 한 번의 폭식과 과식으로 다이어트를 포기하곤 한다. 앞에서도 언급했지만 한 번의 실수가 그동안의 노력을 무너지게 하는 것은 절대 아니다.

물론 폭식이나 과식 없이 계획한 다이어트를 잘 실행한다면 좋겠지만 만약 이런 상황이 발생했다면 답은 하나다. 지금 바로 바닥에서 엉덩이 떼고 밖으로 나가서 가볍게 동네 한 바퀴 돌고 오길 권한다. 몸을 움직이면 죄책감도 덜하고 훨씬 기분 좋게 잠들 수 있으니 내일 또다시 새롭게 다이어트를 시작할 수 있을 것이다. 오늘 실수했다고 지금까지의 다이어트가 실패한 것이 아니라는 것을 꼭 기억해야 한다.

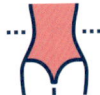

시간만 허비하는 운동에
집착하지 마라

남편은 저를 '다이어트 박사님'이라고 부릅니다. 다이어트에 성공을 했거나 날씬해서가 아닙니다. 매번 다이어트에 실패를 하다 보니 이론만 빠삭해져서 그렇게 부르곤 합니다. 그래서 누구보다 다이어트는 운동과 병행해야 한다는 것을 잘 알고 있습니다. 그런데 일하는 엄마에게 운동은 그저 사치일 뿐입니다. 아이를 낳고 시간을 계획적으로 쓸 수 없고 예측할 수 없는 일도 많다 보니 정해진 시간에 스포츠센터로 가서 운동하거나 집에서라도 짬을 내 운동한다는 것은 참 어려운 일입니다. 퇴근하기 무섭게 집으로 돌아오면 쌓인 집안일을 해야 하고 애를 재우고 나면 너무 지쳐 손가락 하나 까딱하기 힘든 게 현실입니다. 그럴 때마다 뭔가 나만의 시간이 절실하고 왠지 보상받고 싶은 마음을 맥주나 야식으로 풀곤 합니다. 출산하며 골반도 틀어지고 몸 전체가 푸석해진 느낌인 데다 없던 알러지까지 생겼어요. 건강을 위해서라도 살을 빼야겠다고 생각하던 차에 얼마 전에는 결혼 전 사진을 보고 충격에 빠져 다시 다이어트를 시작했습니다. 먹는 양을 반으로 과감히 줄이고 새벽 6시에 일어나 공복 유산소 운동을 하고 있습니다. 이제 거의 한 달이 되어가는데 살은 전혀 빠지고 있지 않습니다. 식이조절과 운동을 병행하고 있는데 살은 왜 빠지지 않을까요?

(30대 후반 직장맘, 신아라)

"살을 빼려면 반드시 해야 하는 운동이죠."
"적어도 30분에서 1시간 이상은 유산소 운동을 해야 지방을 태울 수 있죠."
"살 빼는 데 공복 유산소 운동이 필수라고 들었어요."
"참 지루하고 재미없는 운동이에요."

많은 사람들이 유산소 운동에 대해 가지고 있는 오해다. 오로지 살을 빼기 위해 의무적으로 지루하고 재미없이 시간만 낭비하는 유산소 운동을 하는 사람들이 많다. 유산소 운동의 사전적 의미를 살펴보면 '최대한 많은 양의 산소를 공급시켜 심장과 폐의 기능을 향상시키는 운동'이라고 써있다. 그런데 유산소 운동을 살을 빼기 위해 맹목적으로 하다 보면 안 하니만 못하게 될 수 있다.

흔히들 가장 많이 하는 실수 중 하나가 새벽이나 이른 아침에 공복 상태에서 유산소 운동을 하는 것이다. 속이 텅 빈 상태에서 운동을 하면 전날 밤 내 몸에 쌓인 지방을 모두 태울 수 있다고 생각해 일어나자마자 밖으로 나가 달리기를 하거나 헬스장 러닝머신 위에 오른다. 물론 우리 몸이 공복 상태, 다시 말해 잠을 자는 동안 혈액과 세포 속에 녹아있는 탄수화물 에너지를 대부분 소모한 상태이기 때문에 이때 유

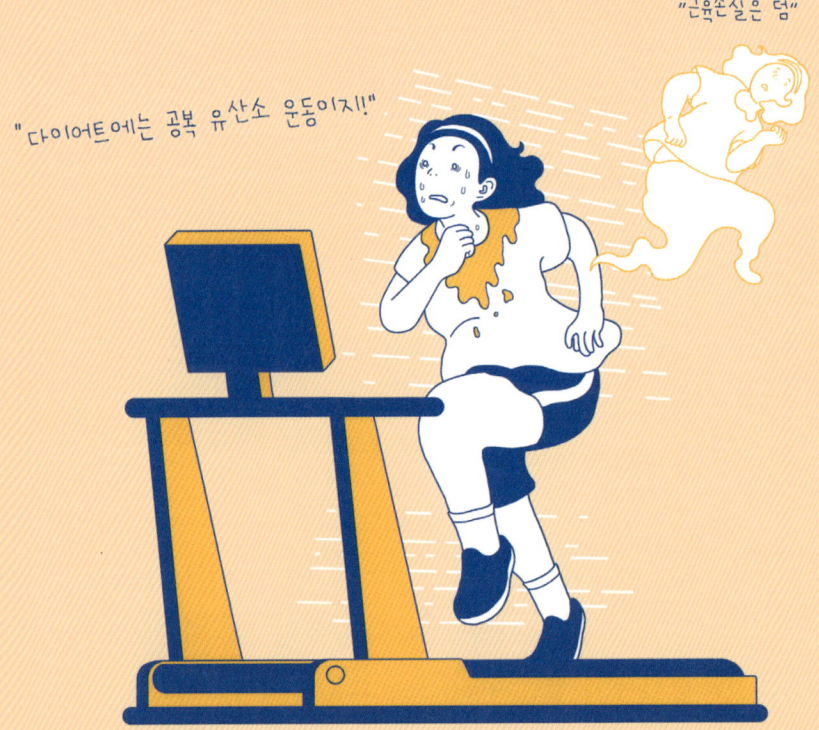

산소 운동을 하면 바로 지방을 분해해 에너지로 태우게 된다. 때문에 빠른 속도로 살, 즉 지방이 빠진다. 하지만 **문제는 아침 공복에 하는 유산소 운동은 지방과 함께 근육도 분해시킨다는 것을 기억해야 한다.**

우리 몸은 생체리듬에 따라 아침 6시부터 10시 사이에 스트레스 호르몬이라 불리는 코르티졸이 분비되는데, 이 호르몬은 근육의 분해를 촉진하는 기능을 한다. 그런데 우리가 아침 공복에 운동을 하면 아무래도 힘이 들고 스트레스를 받을 수밖에 없다. 그렇지 않아도 새벽에 운동을 하면 생리학적으로 근육을 분해하는 스트레스 호르몬이 분비되는데 거기에 체력소모로 스트레스를 받으면 이 호르몬 분비가 더욱 촉진돼 근육이 분해되는 속도도 가속화된다. 이렇게 근육이 손실되면 자연스럽게 기초대사량이 떨어져 결국 지방 축적이 더욱 심해지는, 살이 잘 찌는 체질이 될 수밖에 없다.

또한 공복 상태에서 운동을 하면 그 순간은 지방이 잘 빠지지만, 운동 후 아침을 먹으면 무엇을 먹든 간에 운동했을 때 빠졌던 지방과 단백질을 보충하기 위해 다시 빠른 속도로 지방을 채우게 된다. 즉, 장기간 유산소 운동을 계속하게 되면 지방과 단백질을 태우고 다시 지방이 붙고 다시 단백질을 태우는 과정을 반복하게 돼 결국 몸에 근육은 없고 지방만 남는 최악의 상태가 된다. 공복 유산소 운동이 살을 빼는 진리라고 믿어왔던 이들에게는 다소 충격적일 수 있지만 현실이다.

그렇다면 살을 빼기 위해서는 유산소 운동을 언제 하는 게 좋을까? 아침에 하든 저녁에 하든 그건 개인 생활 패턴에 맞추면 되기 때문에 별로 중요하지 않다. 식사 후 1시간에서 1시간 반 이내 음식물이 다 소화되고 혈중 포도당 농도가 가장 높을 때 하는 것이 최적의 타이밍이다. 이때 혈액 내 에너지가 충분하기 때문에 유산소 운동을 하면 최대치 에너지로 혈중 포도당과 지방을 효과적으로 태워 살이 더 잘 빠지게 되는 것이다.

유산소 운동에 대해 가지고 있는 또 다른 오해 중 하나가 운동 시간과 강도에 관한 것이다. 유산소 운동은 지방을 태우기 위해 하는 운동이기 때문에 대부분 오랜 시간 길게 해야만 효과가 있다고 생각한다. 정말 유산소 운동은 장시간 해야만 효과가 있는 걸까? 만약 폐와 심장을 튼튼하게 할 목적이라면 가늘고 길게 장시간 유산소 운동을 하는 게 맞지만, 살을 빼는 목적이라면 굵고 짧게 반복해야 더 효과적이다. 물론 살을 빼고 지방을 태우기 위해서는 일정 시간 이상 운동을 해야 하지만 계속 같은 강도로 유산소 운동을 이어가는 건 의미가 없다.

유산소 운동을 하면 처음에는 근육 속에 있던 탄수화물을 에너지원으로 사용하지만 하면 할수록 지방을 더 많은 에너지원으로 이용한다. 만약 계속해서 같은 강도의 유산소 운동을 장시간 하게 되면 근육의 피로와 심장의 부담을 느끼고 쉽게 지쳐 오히려 에너지원으로 사용되는 지방을 축적하는 체질로 바뀌게 된다. 실제로 오래 걷기 등의 저강도 유산소 운동을 했을 때 오히려 지방 연소를 돕는 호르몬이 억제된다는 연구결과가 발표되기도 했다.

하지만 짧은 시간 안에 숨이 헐떡거릴 만큼 빨리 달리기 같은 고강도 운동을 하면 운동을 하는 중에는 탄수화물을 에너지원으로 다 쓰기 때문에 운동이 끝난 후 우리 몸에 있던 탄수화물 저장고가 텅 비어 지방을 에너지원으로 사용하게 된다. 즉, 운동이 끝난 후 일상생활에서도 지방을 계속 태우게 되는 것이다. 세계적으로 의학 분야에 명성이 높은 캐나다 맥마스터 대학 연구팀에 따르면, **1시간 동안 쉬지 않고 걷거나 자전거 타기를 했을 때 보다 15분 정도의 고강도 유산소 운동을 했을 때 칼로리가 더 많이 소비될 뿐만 아니라 운동이 끝난 후 일상생활을 할 때도 신진대사가 증가하고 지방을 계속해서 태운다는 결과를 발표했다.**

낮은 강도로 장시간 유산소 운동을 하면 처음에는 살이 빠지는 것처럼 보이지만 금방 다이어트 정체기가 올 뿐만 아니라 요요현상도 빨리 찾아올 수 있다. 단, 고강도 유산소 운동은 사람에 따라 심장, 관절에 무리를 주고 근육통을 유발할 수 있기 때문에 반드시 현재 자신의 체력과 건강상태를 체크 해보고 조금씩 강도를 늘려가는 것이 바람직하다.

직장일과 집안일만으로도 바쁜 직장맘들에게 운동은 큰 부담이 되는 게 현실이다. 하지만 큰맘 먹고 시작한 운동이라면 제대로 된 방법으로 운동해야 시간 낭비를 하지 않는다. 오늘도 아무런 의미 없이 금쪽같은 시간을 러닝머신 위에서 허비하지 않길 바란다. 무작정 장시간 운동에 집착하거나 기운 없이 공복에 달리지 말고 똑똑하고 효율적인 유산소 운동을 통해 다이어트 성공에 한 발 더 다가서보자.

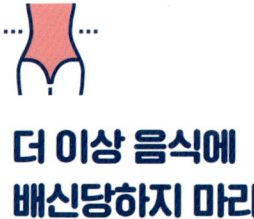

더 이상 음식에
배신당하지 마라

결혼 전부터 일 욕심 많기로 유명했습니다. 계획에 없던 임신을 하고 출산 후 몸이 안 좋아 어쩔 수 없이 2년의 육아휴직을 한 후 복귀하니 동기들은 모두 승진을 했습니다. 이번에는 꼭 승진해서 2년의 공백을 말끔히 지우고 싶은 마음에 남들보다 2배, 3배로 열심히 일했습니다. 아이와 남편에게는 미안했지만 저에게는 일도 가족만큼 중요하기에 야근도 마다하지 않고, 회식도 절대 빠지지 않고, 거래처와 업무 시간 외 미팅도 마다하지 않았습니다. 물론 이런 저를 충분히 이해하고 배려해주는 남편 덕에 가능했습니다. 그렇게 1년을 부지런히 달리니 업무 성과도 올라갔지만 체중계의 숫자도 함께 올라갔습니다. 분명 점심시간에 멀리까지 가서 식사하고 커피 한 잔에 산책까지 하는 시간이 아까워 채소, 과일 도시락으로 끼니를 때웠고, 어떤 날은 후루룩 마실 수 있게 아예 견과류까지 갈아서 셰이크처럼 먹기도 했습니다. 또 야근하는 날은 간단하게 김밥이나 초밥, 편의점 삼각김밥으로 저녁을 해결했습니다. 물론 회식 때 술을 마시기는 했지만 그 대신 안주를 거의 먹지 않고 나름 체중관리를 한다고 했는데 몸무게가 깜짝 놀

랄 정도로 늘었습니다. 항상 체중관리를 해왔는데 일에 빠진 1년 동안, 제대로 먹지도 자지도 못한 제가 왜 뚱뚱해지고 있는 걸까요?

(30대 중반 워킹맘, 차은주)

"원장님, 뭘 먹어야 살이 빠질까요?"

체중 감량을 필요로 하는 환자들을 상담하다 보면 가장 많이 듣는 질문이다. 사실 먹어서 살이 빠지는 음식은 없다. 흔히 채식을 하면 살이 빠진다고 생각하는데, 코끼리도 하마도 모두 채식주의자다. 채식도 그 방법이 중요하지 무조건 채식을 한다고 해서 살이 빠지는 것은 아니다. 다이어트에 도움이 될 것 같은 음식, 간편식으로 즐겨 먹었던 음식들이 사실 얼마나 다이어트를 방해했던 음식이었는지 설명하면 배신감을 느낀다는 사람이 많다.

다이어트 하면 가장 먼저 떠오르는 건 채식이다. 건강한 살 빼기를 위해 채소나 과일만 먹고 버티면 얼마든지 살을 뺄 수 있다고 착각한다. 물론 채식은 다이어트에 아주 좋은 방법이다. 하지만 제대로 배합해서 균형을 맞춰 먹어야 살이 빠진다. 과일은 수분함량이 높아 쉽게 포만감을 줄 뿐만 아니라 비타민 무기질과 같은 영양소도 풍부하고 맛도 좋아 종종 식사 대신 사과, 바나나, 딸기, 아보카도 등으로 끼니를 해결하곤 한다. 그런데 요즘은 과일을 그냥 먹는 것이 부담스럽고 번거롭다 보니 착즙 하거나 삶고 찌고 갈아서 간편하게 주스로 마시는 경우도 많다. 그런데 이게 오히려 독이 될 수도 있다.

과일의 식물세포는 단단한 세포벽으로 둘러싸여 있기 때문에 과일을 먹었을 때 당분이 우리 몸에 천천히 흡수된다. 이러한 과일은 삶거나 가는 과정에서 세포벽이 부서지기 때문에 흡수율이 빨라지고 그만큼 혈당도 빠르게 상승한다. 혈당이 급격히 상승하면 우리 몸에서는 인슐린이 과도하게 분비되는데, 인슐린은 흡수되고 남은 당분을 글리코겐으로 근육에 저장하거나 아예 지방으로 전환시켜 장기적으로 보면 살을 찌게 만드는 호르몬이다. 단시간에 많은 과일의 당분이 들어오게 되면 인슐린은 '오늘 먹으면 한참 동안 못 먹을 수 있으니 피하지방으로 바꾸어 저장해 놓으라는 신호인가 보다.' 하고 일을 하기 시작한다. 과일의 즙만 쪽 짜서 다른 좋은 성분은 없고 과당만 엄청나게 많은 상태로 먹으면 당연히 우리 몸은 이렇게 오해하게 된다. 그래서 과일만 먹는데 이상하게 점점 살이 찌는 것이다.

채소도 적당한 양을 먹어야 한다. 녹색 채소에는 칼륨이 풍부하게 들어있는데 많은 녹색 채소를 갈아 한 번에 먹게 되면 칼륨도 한꺼번에 많이 섭취하게 돼 신장에 무리가 올 수 있다. 우리 몸을 구성하는 성분, 우리 몸에서 작용하는 성분들은 적정한 비율이 있다. 그게 부족하거나 넘치거나 해서 불균형상태가 되는 것은 독이라고 한다. 뱀독, 전갈독 같은 것들이 외인성 독소라 하면 우리 몸의 적정 균형이 깨진 불균형을 내인성 독소라고 한다. 우리 몸에 독소가 생기면 우리 몸은 세포 안에 수분 보유량을 늘려 그 독소를 중화하려고 한다. 즉, 몸이 붓고 흔히 말하는 '물살'이 찌게 된다. 라면을 먹고 자면 다음 날 얼굴

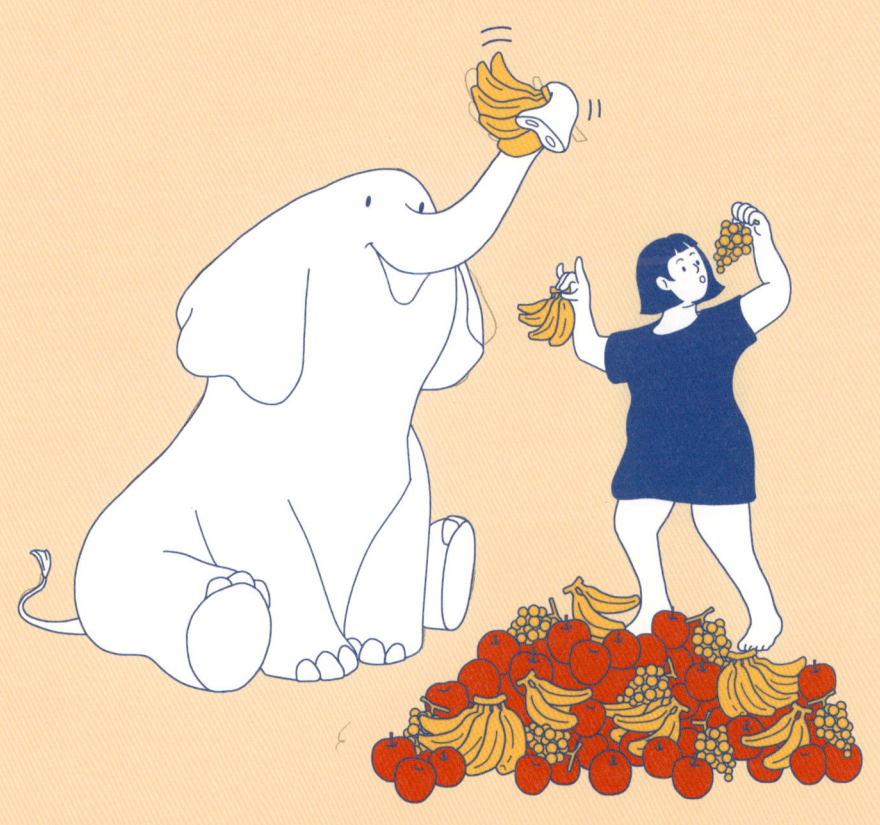

이 퉁퉁 붓는 것도 이런 원리이다. 소금과 식품첨가물을 외부에서 침입한 독소로 생각해서 몸의 세포들이 수분 보유량을 늘리는 것이다.

다이어트를 방해했던 음식들은 이외에도 여러 가지가 있다. 그중 하나가 견과류다. 견과류는 다이어트를 할 때 절대 먹으면 안 되는 음식은 아니지만, 많이 먹으면 안 되는 음식 중 하나다. 견과류는 불포화지방산 등 질 좋은 지방의 공급원이기 때문에 적정량 섭취하면 어느 정도 다이어트에 도움이 될 수 있다. 하지만 우리가 하루에 먹을 견과류의 양은 정말 적다. 아몬드, 호두, 마카다미아 등이 믹스되어 있는 혼합 견과류는 100g당 500kcal, 거의 라면 한 봉지를 먹는 거나 다름없다. 건강을 위해 견과류를 먹을 때는 딱 한 줌만, 그 이상은 약이 아닌 독이 될 수 있다.

다이어트를 방해하는 음식으로 꼽히는 것 중 하나는 간편하게 먹는 초밥이나 김밥도 있다. 초밥은 그냥 밥에 생선 얹은 음식이니, 당연히 다이어트 메뉴라 생각하기 쉽지만 사실은 엄청난 고칼로리의 음식이다. 초밥집에서 가장 많이 먹는 연어초밥을 예로 들면, 초밥 한 피스당 열량이 55kcal 정도다. 회전초밥 다섯 접시만 먹어도 라면 한 그릇 칼로리보다 높다. 고탄수화물 식품인 밥에 단촛물을 넣어서 만든 베이스 자체가 열량이 높기 때문이다. 김밥도 그저 한 끼 때우기 위해 먹는 다이어트를 위한 간편식이 아니다. 속 재료에 따라 열량은 달라지지만 많은 양의 밥이 들어가기 때문에 보통 400kcal가 넘는다. 삼각김밥은 이보다 열량이 낮지만 탄수화물 외에 별다른 영양소를 섭취할 수 없기 때문에 혈당 상승에 한몫하는 음식이다.

건강하게 살을 빼고자 한다면 하루 두 끼, 적어도 한 끼는 잡곡밥과 나물 반찬이 있는 정상적인 식사를 하는 것이 좋다. 건강에 좋다는 뜻만이 아니라 그래야 살이 빠진다는 뜻이다. 나는 2000년대 초반부터 10여 년간 우리나라에서 가장 많이 팔린 다이어트 식사대용식을 만들어서 판매한 적이 있다. 그 10년간 내가 만든 채소 위주의 식사대용식만으로 세끼를 먹고 살을 빼겠다는 사람들이 많이 있었다. 나는 그런 말을 들을 때마다 "그건 안 됩니다. 하루에 적어도 한 끼는 정상식사를 하세요. 정상식사가 우선이 되어야 합니다."라는 이야기를 단호하게 했다. 지금도 그게 진리다. 채소, 과일, 견과류 모두 좋지만 이들 음식을 좀 더 제대로 알고 섭취하면서 정상적인 식사를 병행하는 것이 다이어트의 기본이다.

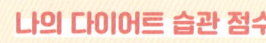
나의 다이어트 습관 점수

혹시 육아 스트레스를 야식으로 풀고 있지는 않나요? 운동을 한 적이 너무 오래되어서 언제 했는지 생각도 안 나신다고요? 살림 하느라, 일 하느라 눈코 뜰 새 없이 바빠서 끼니 때를 놓치고 몰아서 식사를 하는 엄마들도 많습니다. 이런 하나하나의 습관이 우리 몸의 흐름을 바꾸게 하고 살찌게 합니다. 다이어트 습관에 한 번 점수를 매겨볼까요? 5점을 만점으로 하여 점으로 표시를 한 후 선으로 이어보세요.

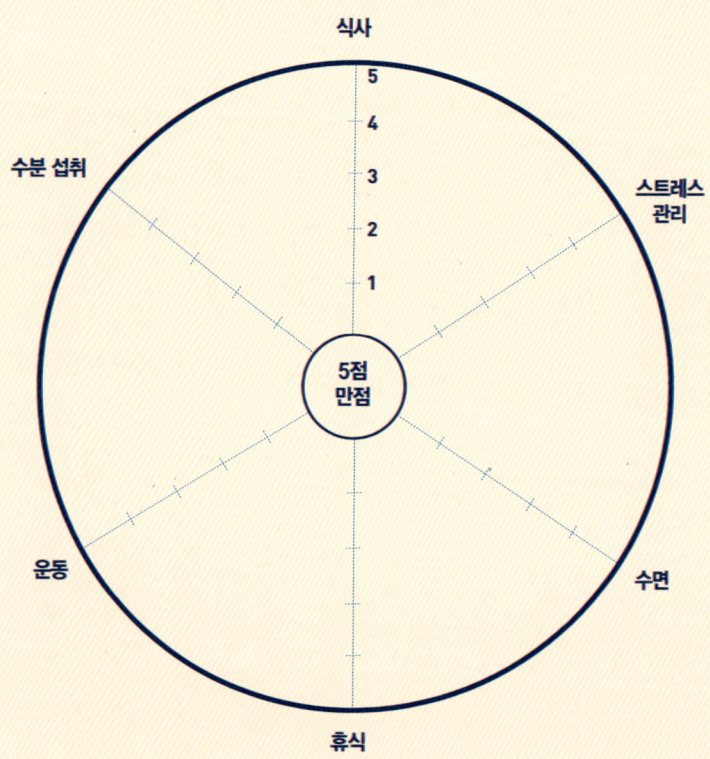

요즘, 나의 몸은 안녕한가요?

내 몸이 어떤 상태인지, 무엇을 원하는지에 관심을 기울여본 적이 있나요? 다이어트를 하려면 일단 내 몸의 상태를 알아야 합니다. 몸의 입장에서 생각해보고 요즘 아픈 곳, 달라진 점, 불편한 점 등을 적어보세요.

요즘 내 몸의 상태에 대해 적어보세요

- ex) 잠이 부족해 낮에 조는 경우가 많고 컨디션이 안 좋다.
- ex) 육아휴직이 끝나고 최근 복직했는데 3~4킬로그램 정도 살이 쪘다.
-
-
-
-

오늘, 수고한 내 몸을 위해 무엇을 하셨나요?

아이 돌보고, 일하고, 살림하는 엄마의 몸은 쉴 새 없이 움직입니다. 오늘 하루도 수고한 내 몸을 위해 쓴 시간을 생각해볼까요? 하루를 되짚어보며 적어보세요. 15분 정도면 할 수 있는 내 몸을 돌보기도 생각해봅니다.

오늘 내 몸을 위해 한 일	15분 내 몸 돌보기
	ex) 피곤하면 일을 멈추고 잠깐 낮잠을 잔다.
	ex) 유튜브를 보지 않고 15분 일찍 잠든다.
	ex) 저녁식사 후 아이다 함께 요가를 한다.
	ex) 운동장 한 바퀴를 뛴다.

Part 2

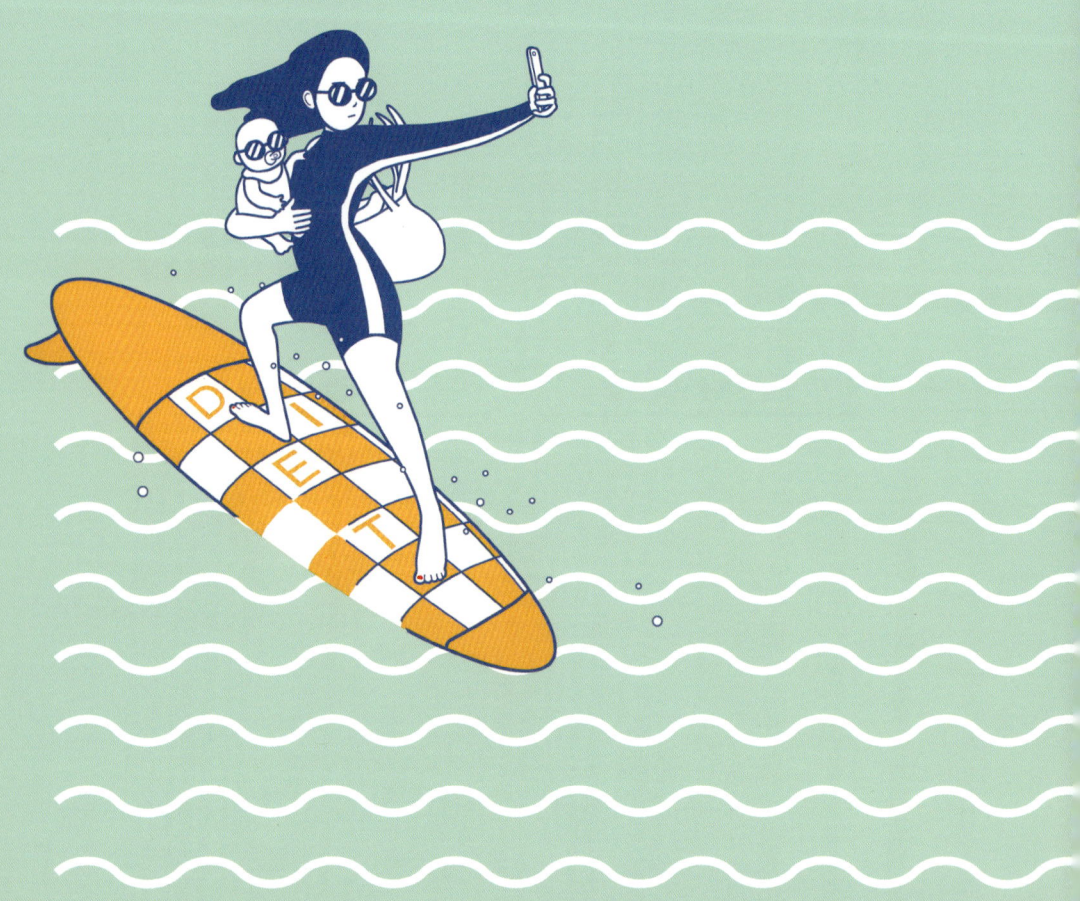

잘 빠지게 하는
핵심은 호르몬이다

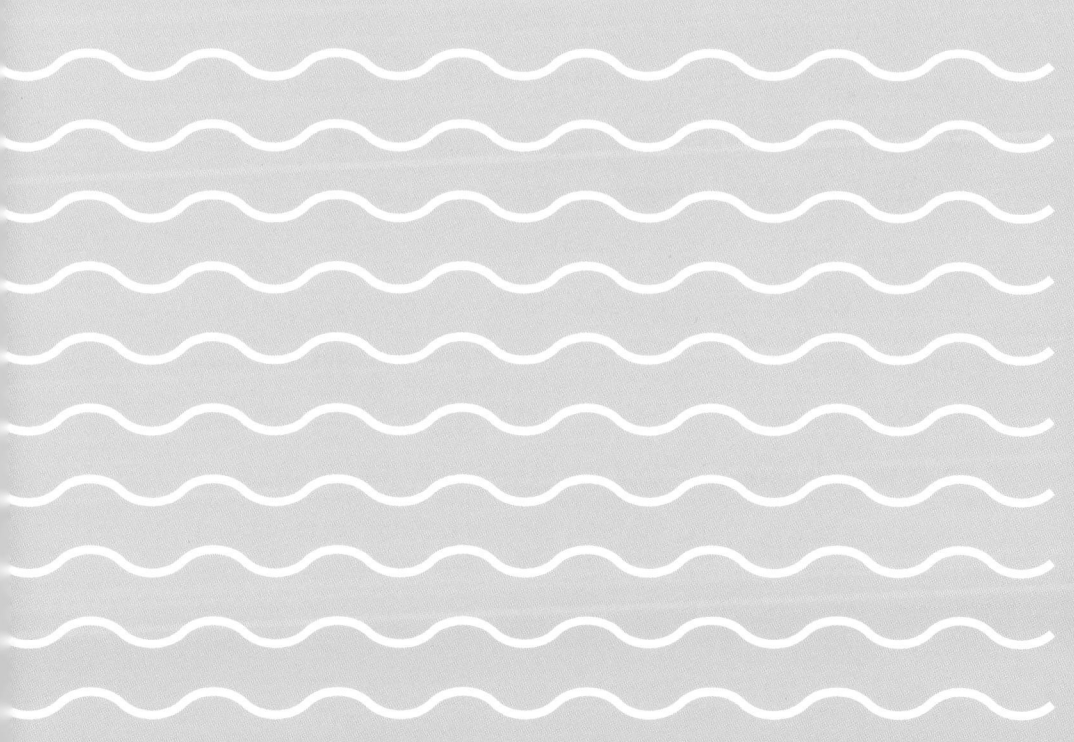

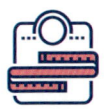

일생을 살며 여성의 호르몬은
세 번 변화한다

여성의 일생과 호르몬의 변화는 함께한다

"원장님, 저 아직 40대인데 벌써 폐경이라니요. 또래 엄마들 중에서 폐경인 사람은 저밖에 없는 것 같아요. 생리가 불규칙하고 가끔 얼굴에 열이 나곤 했는데 그게 갱년기 증상이었을까요? 그때 병원에 갔다면 폐경을 좀 늦출 수 있었을까요? 더 이상 여자가 아닌 것 같아 너무 속상해요. 이제라도 좀 늦출 수는 없는 건가요?"

작년부터 생리 주기가 불규칙하더니 최근 몇 달은 생리를 아예 건너뛰고 피로감도 지속되는 것 같아 '혹시 몸에 문제가 생긴 건가?'라는 걱정으로 산부인과를 찾았던 마흔 여덟의 선영 씨. 그녀는 청천벽력 같은 폐경 진단을 받았다. 40대 중후반. 갱년기 증상이 하나둘 나타나는 시기는 맞지만, 지인들 사이에서 폐경의 첫 주자가 된다는 것을 담담하게 받아들일 수 있는 여성은 그리 많지 않다. 더구나 그 시기를 정확히 알고 마음의 준비를 하는 것이 가능하다면 모를까, 예상치 못한 호르몬의 대격변은 언제나 여성을 당황스럽게 한다.

예상치 못한 호르몬의 변화는 사춘기부터 시작된다. '엄마, 나 이러다 죽는 거 아니야?'라는 생각이 들게 만드는 초경을 치르고 나면 날뛰는 호르몬의 영향으로 '중2병'이 생기는 사춘기를 지나게 된다. 그리고 점차 성장하여 성인이 되고 결혼을 하면 곧 임신과 출산을 경험하며 이전에 경험하지 못한 호르몬 급변기를 또 한 번 맛보게 된다. 자녀들을 어느 정도 키우고 나서 이제 한숨 좀 돌릴만 하면 '화가 났다, 우울했다, 다시 좋았다' 하는 감정의 소용돌이에서 헤어나지 못하는 갱년기를 맞이하게 된다. 이 모든 것이 호르몬의 생성과 분비, 감소라는 일련의 과정을 통해 나타나는 변화다. 한 번도 가보지 않은 길로 들어서게 하는 호르몬의 변화는 이토록 다양하게 펼쳐지며 한 번씩 인생을 흔들어놓는다.

호르몬이라는 강력한 화학물질은 혈액으로 분출되어 사춘기의 스위치를 켜고, 임신과 출산을 가능케 하고, 갱년기라는 인생의 또 다른 시작을 맞이하게 한다. 인생을 크게 한 덩어리로 놓고 보자면 사춘기, 임신기, 갱년기로 나뉘어 호르몬의 큰 변화를 그려볼 수 있다. 특히 사춘기와 갱년기는 여성의 인체가 겪는 가장 길고도 극적인 변화의 시작점이라 할 수 있다. 소녀를 여성으로 변모시켜 인생의 반 이상을 지내게 하고, 임신과 출산에서 완전히 해방되어 인생의 3분의 1 이상을 살아가도록 하기도 한다.

　이 모든 것이 여성호르몬의 작용에 의한 것인데 대표적인 여성호르몬은 크게 프로게스테론과 에스트로겐, 이렇게 두 가지로 볼 수 있다. 프로게스테론은 수정된 난자를 자궁에 착상시키고 보호하는 등 임신 유지에 중요한 역할을 해서 '엄마 호르몬'이라는 별칭을 가지고 있다. 반면 '미의 호르몬'이라고 불리는 에스트로겐은 생리, 임신, 폐경에 이르는 여성의 일생을 조절하는 것은 물론 피부나 머리카락에 윤기와 탄력을 부여하고, 아름다운 가슴과 허리 라인을 만드는 등 여성의 아름다움을 관장하는 매우 중요한 호르몬이다. 그뿐만 아니라 에스트로겐 농도는 뇌, 심장, 간, 뼈, 생식기관 등에 이르기까지 광범위한 조직과 기관에 영향을 미치기 때문에 건강과도 직결되는 호르몬이다.

　열 살 즈음부터 에스트로겐의 분비량이 폭발적으로 늘어나면서 소녀들의 경우 생리가 시작되고, 음모가 자라고, 가슴이 발달하며, 키도 커지게 된다. 소녀를 여성으로 변모시키는 일등공신이 바로 이 에스트로겐이라고 해도 과언이 아니다. 때문에 에스트로겐은 여성의 인생에 있어 가보지 않은 새로운 길, 인생의 1막을 열게 하는 열쇠와 같다.

임신과 출산은 가장 다양한 호르몬 변화의 시기다

꾸준히 증가한 여성호르몬은 20대 후반에 최고치에 이르게 되는데, 임신과 출산을 겪으며 또 한 번 커다란 변화를 맞이하게 된다. 이 기간에는 태아가 자라는 공간을 만드는 호르몬, 자궁을 튼튼하게 하는 호르몬, 자궁을 열어주는 호르몬, 모유 수유를 가능하게 만드는 호르몬 등 다양한 호르몬이 분비된다. 마치 시·분·초가 정확히 맞아야 제대로 돌아가는 시계의 톱니바퀴처럼 호르몬은 각자의 역할을 충실하게 해냄으로써 건강한 출산을 돕게 된다.

임신 초기에는 대표적인 여성호르몬인 '에스트로겐'의 농도가 급격하게 증가한다. 평상시 에스트로겐 농도보다 무려 100배 가까이 증가해 자궁을 성장시켜 태아가 자라날 공간을 충분히 확보할 수 있도록 돕는다. 그런데 에스트로겐은 너무 과도하게 분비되면 혈액과 림프 순환, 신진대사 장애를 초래하기 때문에 지방 연소가 원활하게 이루어지지 않아 비만을 유발하기도 한다. 임신 기간에 가슴, 엉덩이, 허벅지 쪽에 집중적으로 살이 찌는 이유도 엄마가 되기 위한 준비를 하면서 달라진 호르몬의 영향을 받기 때문이다. 하지만 보통 출산 후 이틀 이내에 90% 정도가 감소해 서서히 임신 전 상태로 돌아간다.

자궁을 튼튼하게 해주는 '프로게스테론'은 에스트로겐과 함께 대표적인 여성호르몬으로 꼽힌다. 프로게스테론은 가임기 여성의 생리 주기를 조절하며 태아의 착상을 돕고 자궁내막을 튼튼하게 해서 임신을 보다 안정적으로 유지하도록 돕는 중요한 호르몬이다. 또 유선 발달을 자극해 모유 생산을 촉진하기도 하고 출산 전에는 모유 합성을 억제하는 역할도 한다.

출산에 임박해지면 자궁을 열어주는 '릴랙신'이라는 호르몬이 집중적으로 작용하는데, 출산할 때 골반과 인대를 이완시켜 자궁이 열리도록 만드는 역할을 한다. 릴랙신 호르몬은 임신 중에는 자궁이 수축되는 것을 억제해서 유산을 방지하는 기능도 한다. 임신에는 더 없이 중요한 호르몬이지만 관절을 느슨하게 만들어 산후 허리 통증이나 관절염을 유발하는 요인이 되기도 한다. 출산 후에 다이어트에 성공했어도 엉덩이가 펑퍼짐해진 느낌이 든다거나 예전에 입던 타이트한 청바지가 맞지 않는 것도 릴랙신 호르몬의 작용으로 체형 자체가 변했기 때문이다.

이 밖에도 모유 수유를 돕는 '옥시토신'이라는 호르몬이 유방을 자극해 모유 준비를 유도하는 중요한 역할을 하기도 한다. 출산 후에 모유 수유를 하면 옥시토신의 농도가 진해지기 때문에 산후 출혈이 적어지고 6주 이내에 자궁도 임신 전 크기로 줄어들게 된다.

여성의 호르몬은 이렇듯 적절한 시기에 다양한 변화를 일으키며 임신과 출산에 최적화된 몸을 만들어준다. 만약 호르몬의 작용이 제대로 이루어지지 않는다면 임신과 출산이 어려워질 수밖에 없다. 그런데 호르몬의 변화가 워낙 갑작스럽고 극적으로 일어나기 때문에 자칫 산모의 기분을 저하시키거나, 피로감, 의욕 감퇴와 같은 증상을 가져오기도 하고 엄청난 체형의 변화를 가져오기도 한다. 이는 대다수의 산모가 경험하게 되는 증상인데, 심리적인 부분은 태아가 안정기에 접어들면서 차츰 회복되지만 불행하게도 육체적인 변화는 출산 후에도 100% 원상복귀가 힘든 게 현실이다. 결국 호르몬의 변화가 개미지옥과도 같은 다이어트의 세계에 발 담그게 만드는 것이다.

사춘기 못지않은 호르몬의 격동기, 갱년기

임신과 출산을 경험하며 오르락내리락 날뛰던 호르몬도 35세를 기점으로 롤러코스터의 내리막길처럼 급격하게 감소한다. 그러다 50세를 전후해서 호르몬의 큰 변화를 다시 한 번 겪게 되는데, 바로 갱년기다. 갱년기(更年期)의 갱(更) 자는 '바뀌다', '고치다'라는 의미를 가진 한자다. 신체가 크게 바뀌는 시기라는 의미를 담고 있다. 최근에는 갱년기가 '여성성을 잃게 되는 시기'가 아닌 임신과 출산으로부터 완전히 벗어나 '새로운 제2의 인생을 시작하게 되는 시기'로 보는 시각이 늘고 있는 추세다.

여성이라면 갱년기에 접어들면서 누구나 폐경을 겪는다. 사춘기의 초경이 성장하는 과정에서 일어나는 지극히 정상적인 변화이듯, 갱년기의 폐경 역시 지극히 자연스러운 현상이다. 이를 자연의 섭리로 받아들여야 하지만 사실 자궁과 생리가 상징하는 여성성 때문에 대부분의 여성들은 폐경에 대해 심리적 저항감을 가지게 된다. 여자로서의 인생이 모두 끝나버린 것 같은 상실감과 허탈함에 육체적으로 힘든 것은 물론 심리적으로도 많은 고통을 경험하게 된다.

간혹 이른 초경이나 임신과 출산으로 폐경의 시기가 좀 더 빨리 오는 것은 아닌가 궁금해 하는 경우가 있다. 임신과 출산의 경험이 있는 여성의 폐경이 비출산 여성보다 늦은 편이고, 개인의 영양 상태와 체질에 따라서도 조금씩 차이가 있다. 다만 초경 연령이나 결혼 연령은 폐경 시기에 큰 영향을 주지 않는 것으로 알려져 있다. 개인에 따라 폐경 시기에는 차이가 있지만 우리나라 여성들의 평균 폐경 나이는 49.7세로 보고 있다. 대략 폐경 시기인 50세를 전후해서 10년 정도의 기간을 갱년기로 보면 된다.

갱년기에는 호르몬의 변화로 인해 다양한 신체적, 정신적 증상이 발생한다. 갱년기는 크게 초기, 중기, 말기로 나뉘는데 시기별로 나타나는 증상에 약간씩 차이를 보일 수 있다. 40대 중반쯤인 갱년기 초기에는 열성 홍조, 야간 발한, 수면장애, 기억력장애 등이 발생할 수 있다. 폐경 즈음인 중기로 접어들면 배뇨장애, 비뇨생식기 위축, 여성 질환, 피부 노화 등의 증상이 나타나게 된다. 보통 증상이 나타난 지 5년 이상을 말기로 보는데, 이때는 조금 더 건강에 심각한 문제가 발생하기도 한다. 호르몬 수치가 급격하게 떨어지면서 퇴행성 골관절, 골다공증, 고혈압, 부정맥, 뇌혈관질환, 심혈관질환, 노인성 치매까지 유발할 수 있다.

이러한 증상은 '난소가 여성호르몬을 분비하지 않는다.'는 상태에 뇌와 몸이 적응할 때까지 불규칙적으로 꾸준히 수년간 나타난다. 즉, 사춘기 못지않은 호르몬의 격동기라 할 수 있다. 따라서 갱년기를 자연스럽게 받아들이되, 증상이 나타나면 적극적인 치료를 통해 호르몬의 밸런스를 찾아주고 증상을 완화하고 질환을 예방하는 것에 집중해야 한다. 더불어 여성호르몬 감소로 급격하게 체중이 증가하는 여성이 많기 때문에 식이조절과 운동을 병행해 건강한 갱년기 다이어트가 이루어져야 한다.

세계 보건기구에 따르면 한국 여성의 기대 수명은 약 85세 정도라고 한다. 이 기간 안에 여성은 사춘기를 겪고, 임신과 출산을 경험하고, 갱년기를 맞이하게 된다. 일생동안 적어도 세 번 이상 호르몬의 급변기와 마주하게 되는 것이다. 임신과 출산을 제외하고서라도 우리의 의지와는 상관없이 겪게 되는 호르몬의 급격한 변화에 때로는 자연스럽게, 때로는 적극적으로 대처하는 자세가 필요하다. 세월의 변화와 노화는 누구나 경험하게 된다. 하지만 그 변화를 받아들이는 방법이 모두 다 같진 않다. 다만 그 변화의 시기를 어떻게 맞이하느냐에 따라 소녀에서 성숙한 여성이 되고, 따뜻한 엄마가 되고, 건강하고 아름다운 제2의 인생을 설계할 수 있게 되는 것이다.

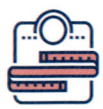

호르몬이 휩쓸고 간
몸의 변화와 회복을 이해해야 한다

출산을 치러낸 여성의 몸은 전쟁터와 같다

　2018년, 영국의 왕세손비 케이트 미들턴은 출산한 지 7시간 만에 우아하게 세팅된 헤어, 땀 자국 하나 없는 완벽한 메이크업, 높은 하이힐, 흐트러짐 없는 원피스 차림으로 대중 앞에 섰다. 그날 아침에 아이를 낳은 산모라고 믿을 수 없을 만큼 단정한 외모였다. 처음이 아니었다. 첫째 조지 왕자 출산 당일에도 그랬고, 둘째 샬롯 공주를 낳은 날도 그랬다. 출산을 경험해본 엄마라면 케이트 미들턴의 모습이 얼마나 비현실적인지 안다. 그들은 그토록 비현실적인 모습이 1천 년 넘는 세월을 이어온 왕관의 무게가 아닐까라며 위안해 보지만, 자신과 달라도 너무 다른 모습에 슬며시 자괴감에 빠지기도 한다.
　그 모습이 매스컴을 통해 전해지자 전 세계 여성들은 술렁이기 시작했다. 비현실적인 케이트와 출산 후 망가질 대로 망가진 자신들의 모습을 적나라하게 비교하며 SNS에 스스로 사진을 올리기 시작했다. 영국 배우 키이라 나이틀리는 이후 출간된 '스칼릿 커티스'의 저서*를 통해 처절한 역설의 비평을 남겨 영국 주요 일간지의 헤드라인을 장식하기도 했다.

"내가 출산한 다음 날, 케이트 미들턴도 아기를 낳았어. 그녀는 출산 후 7시간 만에 메이크업을 하고 하이힐을 신은 모습으로 퇴원했지. 세상이 보고 싶어 하는 바로 그런 얼굴로 말이야. 우리의 고통, 찢어지는 몸, 젖이 새어나오는 가슴, 걷잡을 수 없는 호르몬을 모두 감춰야 해. 아름다운 모습, 스타일리시한 모습을 보여야 해. 케이트, 당신의 전쟁터를 보여주면 안 돼."

출산을 해본 여성이라면 키이라 나이틀리의 외침이 모든 엄마들의 당연한 현실이란 것을 공감할 것이다. 출산 후 여성의 몸은 그야말로 프로 격투기 대회에 멋모르고 도전한 아마추어 선수처럼 만신창이가 되어있다.

분만 과정에서 절개한, 혹은 터진 회음부의 상처는 2~3주의 시간을 거쳐야 서서히 회복되고, 평소 크기의 500배 가까이 늘어난 자궁은 6~8주를 거쳐야 임신 전 크기로 돌아오고, 지름 34cm가 넘는 아기 머

★ 원서 〈Feminists Don't Wear Pink: And Other Lies〉 / 역서 〈나만 그런 게 아니었어〉(월북)

리와 비슷한 크기까지 늘어난 여성의 질은 1주 정도 지나야 점차 좁아지지만 대부분 출산 전의 상태로 회복되지는 않는다. 자궁내막, 잔류 태반, 혈액, 질 분비물 등이 합쳐진 오로는 출산 후 완전히 멎는 데 무려 4~6주가 소요된다. 골반과 인대는 탄력 없이 늘어져 툭하면 허리 통증을 유발하고 예전의 몸매는 언감생심, 꿈도 꾸지 못한다. 젖이 돌아 무거워져 한껏 밑으로 처진 가슴과 산후 100일부터 우수수 빠지기 시작하는 머리카락은 만신창이가 된 몸을 증명해 보이기라도 하는 것 같다.

임신 후 여성의 몸을 살찌게 하는 것은 호르몬이다

물론 출산 후 여성의 몸은 서서히 회복된다. 그러나 '임신 전의 몸 상태'를 기대한다면 현실은 사뭇 다르다. 임신과 출산을 위해 느슨해진 관절이 수축하고, 자궁과 가슴이 원래와 비슷한 크기로 돌아가고 임신과 출산 과정을 총지휘하는 여성호르몬 에스트로겐과 프로게스테론 역시 임신 전의 분비 수준으로 변한다는 것일 뿐, 임신과 출산 과정에서 여성호르몬이 남긴 흔적은 몸 곳곳에 남는다.

==임신과 출산의 모든 과정에 중요한 역할을 하는 에스트로겐과 프로게스테론, 그리고 모유 수유를 위한 유즙 생성 호르몬인 프로락틴은 모두 지방을 저장하는 호르몬이다.== 임신 기간과 출산에 필요한 지방

을 자궁과 골반, 가슴 등 다양한 곳에 축적하지만 임신과 출산 후 불필요해진 지방을 없애는 시스템은 존재하지 않는다. 예를 들어, 태아가 성장하는 공간을 확보하기 위해 에스트로겐은 임신 기간 중 자궁 성장을 촉진시킨다. 자궁의 크기만 키우는 것이 아니라 자궁과 골반 주변에 지방을 축적해 보다 견고한 태아의 보금자리를 만드는 것이다. 문제는 출산 후에도 태아를 보호했던 골반 주변의 지방은 그대로 남는다는 것이다.

또한 **치골관절의 결합을 느슨하게 해 질과 자궁의 하부를 넓혀주면서 아기가 쉽게 나오도록 돕는 릴랙신 호르몬은 산후 체형 변화의 주범이다.** 임신 5개월쯤부터 황체, 태반, 자궁에서 분비돼 임신 후반기에는 농도가 진해져 출산 후 6개월 정도까지 계속 분비되는데, 치골관절 뿐 아니라 다른 관절과 인대의 탄력을 저하시켜 골반과 관절을 느슨하게 하고 허리 통증을 일으킨다. 출산 후 근육을 단련시키지 않으면 장기가 처지고 지방이 쌓여 엉덩이가 커지게 되는 것도 이 때문이다.

그뿐만 아니라 **출산 후 모유 수유를 위한 젖 분비 호르몬 프로락틴이 여성호르몬 분비를 억제해 여성호르몬 수치가 낮아진다. 이로 인해 우울증, 식욕 증가, 체중 증가, 다양한 근골격계 통증을 경험하기도 한다.** 산후 스트레스와 수유로 인한 수면 부족 모두 프로락틴과 스트레스 호르몬인 코르티솔을 증가시킬 수 있다. 이는 두통, 피로, 우울감, 가슴 통증, 무력감, 불면, 자가면역질환, 피부질환, 관절통, 근육통의 원인이 될 뿐 아니라 엉덩이, 복부, 허벅지의 체중 증가 원인이 되기도 한다.

호르몬의 정상화를 위해 적어도 12개월의 기간이 필요하다

그렇다면 출산을 겪은 여성의 몸이 임신 전의 상태로 회복되고 호르몬이 정상화되기까지 얼마의 기간이 필요할까? 현대의학에서는 산후조리 기간을 보통 6주로 잡는다. 이는 출산 후 생긴 생리적인 변화가 회복되는 기간을 6주로 보기 때문이다. 하지만 이 기간은 이물질이 배출되고 상처가 아무는 시간일 뿐, 여성의 몸이 전반적으로 회복되고 호르몬이 정상화 되는 데는 턱없이 부족한 시간이다.

산후조리라는 개념이 없는 서구에서도 출산 후 여성 건강 회복에 대한 연구가 활발하다. 영국 샐포드 대학의 줄리 레이(Julie Wray) 박사는 세계 여러 나라 여성의 산후조리 기간에 대해 연구했다. 모두 다르긴 하지만 평균적으로 볼 때 여성 대부분이 출산 후 신체적, 정신적으로 완전한 회복을 하기까지 적어도 12개월이 걸린다고 한다. 즉, **출산 후 흐트러진 호르몬의 밸런스를 잡고 난소와 자궁의 기능을 정상으로 돌리고 몸을 완전하게 추스르는데 약 1년 정도의 기간이 필요하다는 것이다.**

하지만 출산 후 12개월이라는 시간은 체력적 소모가 가장 심한 시기이기도 하다. 1~2시간씩 쪽잠을 자며 모유 수유를 하고, 완전히 회복되지 않은 몸으로 직장에 복귀하고, 일상생활을 하며 아이를 돌봐야 한다. 육아 때문에 자기 몸을 회복할 여유도 없는 전쟁 속에서 체력은 저하되고 신경은 예민해진다. 이렇게 몸과 마음이 채 회복되지 못한 상태에서 여성들은 새로운 전쟁터, '육아전쟁'에 돌입하게 된다.

하지만 이 기간 동안 제대로 심신을 관리하지 못하면 한바탕 전쟁을 치러낸 몸의 흔적을 고스란히 가진 채 살아가야 한다. 출산 후 자궁내막, 잔류 태반 및 조직 등 노폐물이 혈액과 섞여 나오는 오로가 완전히 배출되지 못해 자궁과 골반 주변의 노폐물, 즉 뭉친 혈액이 쌓여서 기혈순환을 방해하거나, 출산 후 부종이 제대로 빠지지 않아 몸속의 수분이 정체되어 냉증을 유발하기도 하고, 체력이 떨어져 먹은 것이 제대로 소화, 연소되지 않고 찌꺼기로 남아 지방이 증가하기도 한다. 즉, 노화되고, 붓고, 살찌는 몸이 될 수밖에 없다는 것이다. 그러나 거꾸로 생각해보면 이 기간을 잘 보내서 호르몬이 정상화되면 기혈순환이 원활해져 체내 노폐물이 완전히 빠져나가고, 체력도 되돌아오고, 살이 잘 찌지 않는 몸이 될 수도 있다는 것을 알 수 있다.

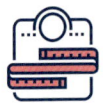

누구나 아이만 낳으면
예전의 몸으로 돌아갈 줄 안다

호르몬 밸런스가 깨진 엄마의 다이어트는 실패 확률이 높다

출산 후 살이 찌는 속도와 상태는 임신 전의 몸과는 사뭇 다르다. 예전엔 살이 쪄도 팔, 다리는 말랐었는데, 출산 후에는 등과 팔뚝, 허벅지와 손목, 발등까지 살이 올라서 임신 전에 넉넉하게 들어가던 옷이 안 맞는 것은 물론, 심지어 신발이 작아지는 아찔한 경험도 하게 된다. 무거운 몸 때문에 저녁이 되면 무릎은 쑤시고 좀 오래 서 있는 날이면 발바닥까지 뻐근해질 정도로 아프다.

이런 외형적인 변화는 신체 내부의 변화를 반영하는 것이다. 즉, 체지방이 늘고 근육량과 근력이 낮아지고 호르몬이 불균형해져 건강에 적신호가 켜진 것이라고도 할 수 있다. 술을 좋아하지도 않고, 식탐이 있는 것도 아닌데 임신 전에는 생각지도 못했던 지방간이나 고지혈증

진단을 받기도 하고, 갑자기 늘어난 체중과 체지방 때문에 건강검진 자체를 두려워하는 엄마들도 있다. 그럼에도 불구하고 수많은 엄마들이 다이어트를 엄두도 내지 못하거나, 이내 포기하거나, 365일 효과 없는 다이어트를 무한 반복하고 있다. 출산 후의 다이어트가 그만큼 힘들기 때문이다. 엄마의 다이어트를 어렵게 만드는 이유는 크게 세 가지로 살펴볼 수 있다.

첫 번째는 출산 후 노폐물이 제대로 배출되지 않았거나 기력이 회복되지 않은 상태에서 육아를 해야 하는 상황에 놓였을 때 정신적·육체적 스트레스 상태에 그대로 노출된다는 것이다. 스트레스의 무게에 짓눌려 항상 몸이 아프고 피곤한 사람이 있는 반면, 똑같은 양의 스트레스를 받아도 항상 웃는 낯으로 즐겁게 하루하루를 보내는 사람이 있다. 이는 스트레스 해소능력의 차이다. 항상 발생할 수밖에 없는 스트레스를 어떻게 해소할 것인가에 따라 생활이 즐겁고 건강할 수도, 하루하루가 지옥같이 힘든 날이 될 수도 있는 것이다. 이러한 정신적 상태는 육체에 곧바로 반영된다.

스트레스에 끊임없이 노출되면 몸의 기혈순환이 제대로 되지 않아 혈액의 흐름에 문제가 발생하거나, 몸에 수분이 정체되거나, 지방이 쌓이는 현상이 일어날 수 있다. 한의학에서는 이들 모두 우리 몸의 신진대사와 순환이 제대로 이루어지지 않은 결과라고 본다. 이런 기혈순환의 문제는 대부분 호르몬의 불균형에서 발생 된다. 신체대사를 주관하는 호르몬들이 얼마나 제 역할을 충실히 하는가에 따라, 그리고 기혈순환의 저해물질을 얼마나 잘 배출하고 효과적으로 해독할 수 있는 몸을 만드냐에 따라 비만의 문제는 달라지게 된다.

엄마들의 다이어트가 힘든 이유 두 번째는 언제나 부족한 엄마의 시간이다. 여기서 시간의 개념은 다이어트를 위해 투자할 수 있는 시간적 여유만 놓고 이야기하는 것이 아니다. 운동을 할 수 있는 시간, 제때 밥을 챙겨 먹을 시간, 편안하게 수면을 취할 수 있는 시간 모두가 '온전히 엄마만의 시간'이 될 수 없다는 현실을 말하는 것이다. 현실에서 엄마의 시간은 모두 아이를 중심으로 흘러간다. 체중이 불고 체지방이 늘어난다면 식단과 운동으로 다이어트 계획을 수립하는 게 너무나 당연하지만 대부분의 엄마들에겐 쉽게 허락되지 않는 시간이다. 아이를 낳고도 여전히 날씬한 몸매를 유지하는 셀럽들은 하나같이 필라테스니 개인 트레이닝이니 하는 방법으로 살을 뺐다고 말한다. 하지만 잠시 필라테스 기구 위에서 몸을 풀거나 러닝머신 위를 걸을 시간도 엄마들에겐 모두 꿈같은 이야기일 뿐이다. 하루종일 아이를 돌보기도 벅찬데 자신을 돌볼 시간이 남아돌 리가 없다. 이러니 눈은 퀭하고 멍한 표정으로 있기가 일쑤다.

그뿐만 아니라 엄마들이 아이들을 챙기다 보면 밥 먹을 시간을 놓쳐 공복 시간이 길어진다는 것도 문제다. 배가 고픈 상태에서 허겁지겁 식사를 하게 되면 과식과 폭식을 할 수밖에 없다. 과식과 폭식, 오랜 공복이 반복되면 나도 모르는 사이 식탐이 생기게 된다. 기회가 생기면 좀 더 많이, 빨리 먹고자 하는 욕구는 공복 시간이 짧아져도 습관으로 남아 지속된다.

　몸이 무거워져서 운동을 해야겠다고 생각하는 것 자체를 사치라고 느낄 만큼 육아에 절대적인 시간을 투자하다 보면 수면시간도 턱없이 모자라다. 이상적인 수면시간은 밤 12시 이전에 잠들어 6시간 이상 충분히 잠드는 것이다. 수면 상태에서 밤 12시에서 새벽 3시 사이에 분비되는 성장호르몬은 성인에게서도 소량 분비된다. 이 성장호르몬은 노화를 막고 지방 분해와 단백질 합성을 촉진 시키는 작용을 한다. 결론은 잠만 잘 자도 살은 빠질 수 있다는 것. 하지만 대부분의 엄마는 아이가 잠든 밤 시간에 밀린 살림을 하거나, 인터넷 쇼핑, 정보 검색 등을 하느라 성장 호르몬으로 공짜 다이어트를 할 수 있는 골든타임을 놓치게 된다. 그리고 다음 날이 되면 또다시 물 먹은 솜이불처럼 무거운 몸으로 하루를 버텨야 한다.

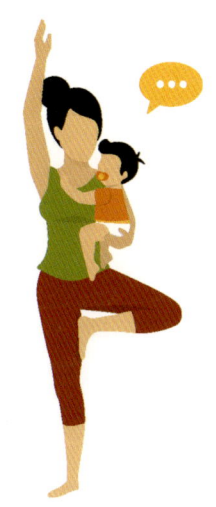

　엄마들의 다이어트가 힘든 이유 세 번째는 나이가 들면서 여성호르몬도 변화가 오기 때문이다. 흔히 여성호르몬의 분비량은 폐경 무렵에 감소된다고 생각하지만, 실제로는 대략 35세를 기점으로 급격한 하강 곡선을 그린다. 그에 따라 만성적인 피로감과 무력감, 피부의 건조함, 두통, 손발과 복부의 냉증 등 병이라 할 순 없지만 분명 삶의 질을 떨어뜨리는 다양한 증상이 발생한다. 폐경까지 10~20년 정도 남은 30

대 후반에서 40대 초반의 많은 여성들이 호소하는 이러한 증상은 갱년기가 다가오며 나타나는 증상이라 할 수 있다.

==흔히 말하는 '나잇살'이 생기는 이유도 신진대사량의 감소와 더불어 여성호르몬의 분비 또한 감소하여 생기는 것이다.== 호르몬의 분비량도 줄어들지만 에스트로겐, 프로게스테론의 조화가 깨지기 쉬운 것도 문제다. 원래 에스트로겐은 가슴 발육, 복부 비만 방지, 피부 생기 등 여성을 매력적으로 보이게 만드는 대표적인 여성호르몬이지만 너무 많은 양이 분비되거나 적게 분비되어 다른 여성호르몬인 프로게스테론과 균형이 깨지면 수분 정체의 원인이 되어 살찌기 쉬운 체질로 변하게 만든다. ==출산 후 호르몬 분비가 임신 전 수준으로 회복되는 과정에서 출산 과정의 노폐물 배출, 관절과 근육, 인대 회복이 정상적으로 되지 않은 상태가 지속되면 기혈순환이 정체되고, 에스트로겐과 프로게스테론의 조화가 깨지기 때문에 다이어트가 성공에 이르기 더욱 어려워진다.==

호르몬 되돌리는 산후조리가 다이어트를 성공으로 이끈다

아이를 낳은 연예인들이 3~4주만에 방송에 복귀하면 그들의 다이어트 방법은 언제나 주목을 받는다. 언론에 노출되는 연예인들의 산후 다이어트는 보여지는 몸매를 위한 것이기 때문에 여성 건강의 회복과는 다소 거리가 있다. 출산으로 인해 복부와 엉덩이, 가슴 주변에 쌓인 지방을 무리한 근력운동으로 태우고, 마사지로 부종을 줄이고, 저칼로리 식단으로 체중을 줄이는 다이어트는 오히려 출산 후 제대로 회복되지 않은 여성의 기력을 더욱 저하시켜 속으로 골병이 드는 상황을 만들 수 있다.

사실 출산 후 밸런스가 흐트러진 호르몬과 느슨해진 전신의 관절, 인대, 근육이 임신 전의 상태로 회복되는 시기를 놓치면 다시 몸을 만들기가 어렵다. 때문에 많은 연예인들이 그토록 짧은 시간 안에 원래의 몸으로 돌아가려 무리한 방법을 택했는지도 모른다. 하지만 중요한 것은 겉으로 보이는 아름다운 몸매로 돌아가기에 앞서 건강을 되찾기 위한 산후조리 시간은 반드시 필요하다는 것을 잊지 말아야 한다.

이제 막 출산을 마친 산모들의 가장 큰 고민 중 하나는 '늘어난 체중을 어떻게 되돌려야 하나'이다. 전에 입던 청바지가 맞지 않아 불안하고 늘어진 살들이 천년만년 갈 것 같은 생각이 든다. 특히 임신 중에 열량이 높은 음식을 마음껏 섭취하고 운동을 거의 하지 않아서 살이 많이 찐 경우라면 출산 후 비만으로 이어질 수 있다. 출산 후에는 모유수유나 육아 때문에 수면 부족에 시달리기 쉬운 데다가 출산으로 인해 신진대사가 저하된 상태라 살이 잘 빠지지 않는다. 출산은 온몸의 기가 빠져나간다고 해도 될 정도로 힘든 과정이다. 그렇기 때문에 출산 후에는 오장육부의 기능이 저하되는 것은 물론이고 혈액순환에도 문제가 생기고 호르몬의 변화로 살이 찌기도 쉽다. 따라서 충분한 산후조리를 통해 기력을 회복하고 기간에 따른 적절한 운동을 통해 신진대사를 원활하게 해서 건강도 찾고 군살이 늘어나는 것도 막아야 한다.

기본적으로 산후 체중 관리를 효율적으로 하려면 식습관에 신경을 써야 한다. 산후조리를 위해 모든 영양소가 골고루 포함된 식단을 구성하되, 지나치게 기름지고 열량이 높은 음식은 피해야 한다. 산후조리를 위해 먹는 보양식도 과하면 비만의 원인이 될 수 있으니 주의해야 한다. 산후 비만을 예방하려면 자궁에 쌓인 뭉친 혈액을 풀어주고 혈액순환과 신진대사를 원활하게 만들어주는 것이 기본이다. 그래야 먹은 음식이 완전히 연소되며 지방으로 쌓이는 것을 줄일 수 있다.

보통 몸이 완전히 회복되는 기간을 짧게는 3~6개월 정도, 길게는 1년까지라고 생각한다. 그렇다고 해서 따뜻한 온돌방에 누워 1년 내내 산후조리를 해야 한다는 의미는 아니다. **한방에서 보는 산후조리 기간은 출산 후 6주에서 8주간을 말한다. 이 기간에는 몸을 너무 차지 않게 유지하며 무리한 다이어트를 하지 않도록 주의해야 한다.**

산후 1주에서 2주 때에는 기력의 소모가 많고, 뼈마디가 전체적으로 늘어나 있기 때문에 다이어트보다는 몸의 기력을 회복하고 뼈가 제자리를 찾을 수 있도록 편안함을 추구하는 것이 좋다. 이 시기에 운동을 한다면 간단히 누워서 발끝을 펴고 당기거나 손을 쭉 뻗어주는 정도의 가벼운 반복 스트레칭으로 혈액순환을 돕고, 자궁수축이 잘되게 하는 것이 도움이 된다. 단, 제왕절개를 한 산모의 경우 배 부분의 상처가 아물 때까지는 배에 힘을 주는 운동을 하지 않아야 하며, 가벼운 운동이라고 해도 관절 마디가 아프거나 열이 나면 중단해야 한다.

산후 3주 때부터는 일상생활을 편안하게 할 수 있지만, 손빨래나 대청소 등의 무리한 일이나 장시간의 외출은 삼가야 한다. 이 시기에는 늘어진 배를 당겨주는 복근운동, 출산으로 비틀어진 골반을 바로 잡아주는 운동을 하루 2~3회 정도 실시하는 것이 도움이 된다. 음식에 있어서는 찬 음료나 아이스크림은 몸을 냉하게 하여 부기가 빠지는데 어려움을 줄 수 있으므로 가능하면 따뜻한 음식을 섭취하거나 한방차를 마시는 것도 도움이 된다.

산후 4~5주가 되면 운동다운 운동을 조금씩 시작해도 좋다. 단, 격렬한 운동은 아직 금물이다. 만약 모유 수유를 하지 않는 경우에는 식사량을 줄여가며 다이어트를 적극적으로 해도 좋다. 운동은 한 번에 30분 이상을 넘지 않도록 하는데, 다리를 들어올리거나 허리를 띄우는 등 약간 힘이 드는 운동을 해서 출산으로 늘어진 뱃살에 탄력을 주는 것이 좋다. 살이 쪘다는 생각에 아예 굶거나 오랜 시간 운동을 하게 되면 출산 후유증이 생기거나 회복이 느려지게 되니 주의해야 한다.

마지막으로 **산후 6주가 지나게 되면 자신의 몸 상태가 어느 정도 예전과 같은 상태가 되었다는 것을 느낄 것이다.** 이때가 바로 예전의 자신의 몸을 되찾을 시기이다. 본격적으로 다이어트를 하고 싶다면 이 시기에 적극적으로 다이어트 계획을 세워도 좋다. 이 시기가 지나면 몸의 부기와 체중이 그대로 살이 되기 때문에 빼려고 하는 부위를 집중적으로 운동하면서 유산소 운동을 함께 해주면 더욱 효과적이다.

임신을 하면 보통 양수와 태아의 무게 등으로 12kg 정도의 체중이 증가한다. 또한 출산 후에는 양수와 혈액 등으로 5kg, 이뇨 작용으로 3kg 정도 빠지게 된다. 그러다가 출산 후 2~3개월이 지나면 체중이 원래대로 돌아오는 것이 보통이다. 물론 임신 후 늘어나는 체중이나 출산 후 감소하는 체중에 개인차는 있지만 출산 후 6개월이 지났는데도 원래대로 돌아오지 않는다면 지속적인 비만으로 이어질 수 있다. 하지만 여성의 80% 이상이 임신 이전의 체중으로 돌아가지 않고 유지되는 경우가 많다.

출산을 하고 나면 각 장부의 기능이 저하되고 뼈와 관절 등이 비뚤어지면서 기혈순환이 제대로 이루어지지 않게 된다. 특히 출산 후 노폐물의 배출이 제대로 되지 않을 경우 몸이 붓고 불필요한 지방이 축적되면서 비만으로 이어질 수 있고 불어난 체중이 잘 줄어들지 않고 오히려 체중이 증가하는 악순환을 겪게 된다. 또한 출산 후에는 잘 먹고 푹 쉬어야 한다는 생각에 고열량 음식을 과다 섭취하고 운동은 거의 하지 않아 체중이 급격히 늘어나기도 한다. 간혹 산후 우울증이 있는 경우 먹는 것으로 스트레스를 해소하는 행위가 반복되어 심각한 비만 상태로 이어지기도 한다. 이외에도 임신 전에도 비만이었거나, 임신 중 체중이 과도하게 증가했거나, 모유 수유를 기피하는 경우도 산후 비만으로 이어질 확률이 높다.

가끔 산후 체중 증가를 당연하게 여기는 여성들을 볼 수 있는데, 우리 인체는 일정한 상태를 정상적인 상태라 인식하고 이를 유지하려는 특성이 있다. 만약 출산 후 불어난 체중을 조절하지 않고 방치할 경우 원래의 체중으로 돌리기 더욱 어렵게 된다. 게다가 심한 비만 상태가 지속되면 각종 성인병에 노출될 수 있고 다음 임신도 힘들어질 수 있으므로 적절 체중을 만드는 데 노력해야 한다.

6주 이후부터 6개월까지는 산후 다이어트의 황금기다

출산 후 6주까지는 심신의 안정을 취하고 6주 이후부터는 체중 조절에 힘써야 한다. 산후 체중 증가는 대부분의 여성이 겪는 것이므로 급하게 살을 빼기보다 건강을 회복한다는 생각으로 체계적인 다이어트를 하는 것이 좋다. 다만 **출산 후 6개월 안에는 반드시 감량한다는 목표를 세워두고 다이어트를 실행에 옮기는 것이 중요하다.**

그런데 왜 하필 6개월일까? 이것은 '체중조절점'이란 것을 기초로 하고 있는데, 우리 몸은 항상성이 작용하고 있어 일정 기간 유지되고 있는 체중을 정상 체중으로 인식하고 그 체중을 유지하려 노력한다. 만약 일정 기간 안에 임신 이전의 체중을 회복하지 못하면, 우리 몸은 임신 기간 동안 불어난 몸무게를 정상 체중으로 인식해 이 체중을 유지하려고 한다. 이러한 '체중조절점'이 6개월이기 때문에 산욕기가 끝나는 6주 이후부터 6개월까지는 산후 다이어트를 꼭 실시해야 하는 황금기라 할 수 있다.

산후 다이어트의 기본인 모유 수유를 하면서 출산 후 한 달까지는 요가나 스트레칭으로 관절과 근육을 적응시키고 한 달 이후부터는 강도를 증가시키는 것이 좋다. 하지만 모유 수유 중 과격한 운동은 건강을 해칠 수도 있으므로 가벼운 스트레칭이나 유산소 운동 위주로 하는 것이 좋다.

임신과 출산은 체중뿐만 아니라 체형에도 변화를 가져온다. 아이를 낳으면서 호르몬의 영향으로 골반이 벌어지고 그 결과 체중이 원상태로 돌아왔다 하더라도 바지나 치마의 지퍼는 좀처럼 올라갈 생각을 안 하고 무릎이 약간 벌어져 걸음걸이가 팔자걸음으로 바뀐 경우도 종종 있다. 또 임신 중 모유 수유를 대비해 복부와 허벅지에 비축해둔 지방이 출산 후 부분 비만으로 변해 예전의 그 라인을 찾기가 더 힘들다. 예전의 몸매로 되돌릴 수 없을 것만 같은 압박감에 스트레스까지 받게 되는데, 이럴 때 전문가의 도움을 받는다면 예전 몸매를 찾는 데 훨씬 더 수월해질 것이다.

하지만 산후 관리보다 더 중요한 것은 산전 관리다. **임신 전의 몸으로 되돌아가기 위해서는 출산 직후 무리하게 다이어트를 하는 것보다 임신 중 과도하게 살이 찌지 않도록 관리하는 것이 훨씬 더 중요하다.** 임신 기간에 체중 관리를 잘 하면 임신 중 발생하는 다양한 질환의 위험성도 줄일 수 있으며 순산할 확률도 높아진다. 물론 임신 중에 체중이 증가하는 것은 자연스러운 일이지만 너무 누워만 있거나 2인분의 음식을 섭취해야 하는 걸 당연하게 생각하며 10개월을 보내면 필요 이

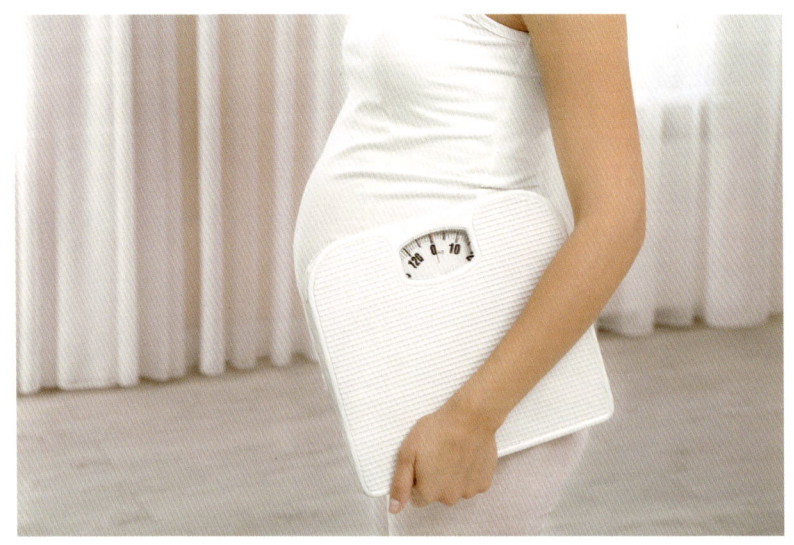

상으로 체중이 증가할 수밖에 없다. 따라서 산전 관리에도 소홀함이 없도록 해야 출산 후 원래 몸으로 회복하는 것이 훨씬 더 유리하다는 것을 기억해야 한다.

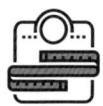
다이어트의 핵심은
호르몬 조절이다

다이어트, 칼로리가 아닌 호르몬에 주목해야 한다

섭취하는 칼로리보다 사용하는 칼로리가 더 많으면 살이 빠진다는 사실은 누구나 아는 상식이다. 그러나 칼로리를 제한해 다이어트에 성공한 이들 중 무려 80% 이상이 원래 체중으로 돌아가며, 상당수는 다이어트 이전보다 더 뚱뚱해진다고 한다. 이것은 나태함이나 의지 부족의 문제가 아니라 칼로리 섭취만을 줄이기 위해 시도했던 다이어트 방법 자체가 문제였을 수도 있다는 얘기다.

지난 19세기 이후부터 음식의 칼로리는 끊임없이 연구되어왔다. 1860년대 독일 과학자들이 음식이 가지고 있는 열 에너지를 계산하기 시작하면서 칼로리의 개념을 처음 사용하기 시작했고, 미국 농화학자 윌버 애트워터(Wil+bur O. Atwater)의 칼로리 계산법이 오늘날 칼로리 대

중화에 큰 영향을 미쳤다. 흥미로운 것은 애트워터의 칼로리 계산법은 지금처럼 덜 먹고, 잘 빼기 위한 연구에서 시작된 것이 아니라, 인간이 생명유지를 위해 얼마나 많은 양의 음식을 먹어야 하는지에 대해서 연구하기 시작한 것에서부터 비롯되었다고 한다. 즉, '잘 먹기' 위한 수단으로 연구되어온 칼로리 계산법을 오늘날 우리는 '잘 빼기' 위한 방법으로 활용하고 있는 것이다.

지금까지의 다이어트는 자신의 의지에 대해 혹독한 자극을 주거나 제한하는 방식이었다. 많이 먹고 적게 움직였기 때문에 섭취하는 칼로리보다 소비하는 칼로리가 적었고, 그로 인해 살이 쪘다고 생각해왔기 때문이다. 그러니 당연히 적게 먹고 많이 움직여야 살이 빠진다는 생각에 그토록 칼로리에 집착해 왔는지 모른다. 하지만 최근 몇 년간 학계에서는 칼로리 계산법이 생각만큼 정확하지 않으며, 조리법에 따라 여러 가지 변수가 발생하기 때문에 다이어트의 기준이 되어서는 안 된다는 주장이 급속도로 힘을 얻고 있다. 대신 칼로리보다 음식의 질에 주목해야 하고, 건강하고 살 안 찌는 식이를 통해 건강한 다이어트를 해야 한다는 쪽으로 의견이 모아지고 있다. 그러한 건강 다이어트가 바로 호르몬 다이어트다.

앞에서 수 없이 언급해왔던 호르몬은 우리 몸 내부에서 분비되는 물질로, 기관이나 조직의 활동을 돕고 몸의 상태와 생리 작용을 조절한다. 너무 과도하게 분비되어서도 안 되고, 모자라서도 안 되는 것이 호르몬이다. 특히 지방 대사에 관여하고 식욕을 조절하는 호르몬의 경우 적절한 밸런스를 유지해야 살이 잘 찌지 않는 몸을 만들 수 있다. 호르몬 다이어트의 핵심은 이 부분에 주목한 것이다.

인간은 음식을 먹고 소화하여 영양분을 얻고, 이 영양분을 에너지나 체내 합성의 원료로 쓰고, 남은 영양분을 다시 몸 안에 지방으로 저장한다. 식사를 할 때는 적정량의 음식이 충족되면 식욕을 억제해서 음식을 그만 먹게 만들고, 에너지를 더 이상 저장하지 말고 태워서 활발히 활동하는 모드로 몸을 변환시키기도 한다. 이 모든 과정의 중심에 서 있는 콘트롤 센터가 뇌의 시상하부이고 이 지휘 아래서 활동하는 핵심 플레이어가 바로 호르몬이다. 그 호르몬 중에 가장 중요한 것이 바로 인슐린과 렙틴, 그렐린이며 이들 호르몬의 적절한 밸런스를 유지하는 것이 바로 호르몬 다이어트의 근본이자 핵심이다.

지방 저장 호르몬, 인슐린을 조절해야 한다

해가 갈수록 조금씩 살이 붙기 시작하더니 급기야 작년에 여유 있게 맞았던 옷이 마치 입고 꿰맨 것처럼 꽉 껴서 당황했던 경험, 박시한 스타일이 유행이라고 해서 한 치수 큰 옷을 구매했는데 누가 봐도 내 치수인 것처럼 딱 맞았던 경험, 누구나 한 번쯤 있을 것이다. 그런데 이런 당황스러운 경험은 나이가 들면 들수록 점차 익숙한 경험으로 바뀌게 된다. **식습관과 라이프스타일에 특별한 변화가 없음에도 불구하**

고 지속적으로 **꾸준히 살이 찐다면, 무너진 호르몬 밸런스에 주목해야 한다.** 일명 '나잇살'이라고 부르는 체형의 변화는 해가 바뀔수록 익숙해져야 하는 단순한 문제가 아니다. 신체 대사, 체지방 축적, 공복감, 포만감 등에 관여하는 호르몬들이 필요 이상으로 증가하거나 감소하면서 발생하는 문제일 가능성이 매우 크기 때문에 건강을 위해서라도 반드시 원래대로 되돌려야 한다.

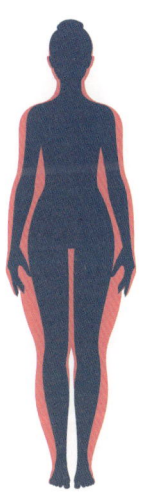

똑같은 키에 똑같은 몸무게라 하더라도 어떤 사람은 생각보다 날씬해 보이고 어떤 사람은 더 뚱뚱해 보일 수 있다. 바로 체지방량의 차이 때문이다. 군살 없이 날씬한 몸매를 만들기 위해서는 체중계의 숫자보다 체지방량에 집중해야 하는 이유다. 체내 지방량에 관여하는 호르몬 중에서 가장 중요한 것은 바로 '인슐린'이라는 호르몬이다. **인슐**

린은 췌장에서 생성되는 호르몬으로, 섭취한 영양소를 포도당으로 변환시켜 에너지로 사용하고 남은 에너지를 체내 지방으로 저장시키는 역할을 한다. 때문에 '지방 저장 호르몬'이라는 별칭을 가지고 있다.

일반적으로 비만인 사람은 정상 체중인 사람에 비해 인슐린 수치가 높게 측정된다. 특히 비만인 경우 공복 상태에서도 인슐린이 기준치 이상의 수치를 나타내거나, 식사 후에도 인슐린의 상승 속도가 가파르게 나타나기도 해서 인슐린의 정상 작동을 방해하게 된다. 체내에서 인슐린이 제 기능을 하지 못하게 되면 섭취한 당분을 에너지로 제대로 사용하지 못하고 지방으로 저장하는 현상이 나타나 결과적으로 살이 더 잘 찌는 체질이 된다.

인슐린이 체내에서 제대로 작동하지 않는 상황은 크게 두 가지로 본다. 첫째는 밀가루나 설탕 등 혈당을 급격하게 올리는 단순당의 섭취가 많아질 때이고, 둘째는 적정량의 인슐린이 분비되었음에도 불구하고 근육과 지방조직에서 인슐린의 증가를 감지하지 못하거나 감지하더라도 인슐린의 작용이 효과적으로 일어나지 않는 경우다.

설탕, 정제된 밀가루 등의 단순당 섭취로 인해 혈당이 급격하게 상승하면 혈당을 낮추기 위해 인슐린의 분비 속도가 그만큼 빨라지게 된다. 물론 급격히 투입된 인슐린에 의해 혈당은 급격히 감소하게 되는데, 이렇게 음식의 섭취로 인해 혈당 수치가 급격한 변화를 일으키는 것을 '혈당 스파이크'라고 한다. 마치 혈당 그래프가 쇠못처럼 뾰족한 형태를 나타낸다고 해서 붙여진 이름이다.

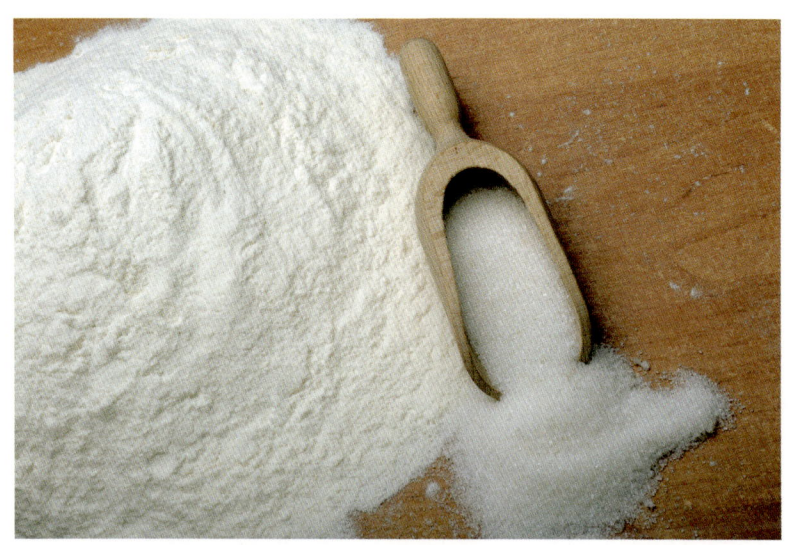
밀가루나 설탕 등 단순당은 혈당을 급격하게 올린다.

혈당 수치가 롤러코스터처럼 급증과 급락을 반복하면 인슐린이 필요 이상으로 과다 분비되는 일이 잦아진다. 이런 상태가 만성화되면 인슐린 분비 명령을 내리는 뇌 시상하부에서 혈액 내 인슐린이 얼마나 분비되어 있는지 파악이 되지 않아 계속 인슐린을 분비해버리는 인슐린 저항성이 나타나게 된다. 문제는 혈중 인슐린이 많아지면 혈액 속의 당을 에너지원으로 쓰려 하지 않고 지방으로 저장하려고만 하기 때문에 '살찌는 체질'로 변하게 되는 것이다. 즉, '살 빠지는 체질'이 되려면 인슐린 저항성의 고리를 끊는 게 무엇보다 중요하다. 때문에 일상에서 인슐린의 급격한 발생을 억제하고 인슐린 저항성을 낮추는 노력이 꾸준하게 그리고 지속적으로 계속되어야 한다.

인슐린 분비를 촉진하는 탄수화물 중에서도 혈당을 급격하게 올리는 단순당의 섭취를 줄이고 신체 대사를 저해하는 트랜스지방의 섭취를 제한하는 것이 인슐린 저항성을 낮출 수 있는 방법이다. 또한 인슐린을 만들어내는 췌장이 쉴 수 있는 시간을 충분히 주는 것도 매우 중요하다. 일정 시간 공복 시간을 유지하거나, 공복 시간을 점차적으로 늘리거나, 규칙적인 식사를 통해 인슐린 활동 시간을 제어할 필요가 있다.

무엇보다 스트레스가 증가하면 체내 '코르티솔'이라는 호르몬의 분비가 가파르게 상승한다. 이때 신체는 스트레스에 대응하기 위해 에너지원인 당분을 필요로 한다. 우리가 스트레스를 많이 받을 때 초콜릿, 케이크 등 단 음식이 당기는 이유도 이 때문이다. 단맛을 보충해 스트레스를 잠재우는 것은 잠깐일 뿐, 그 이후 호르몬 불균형이라는 후폭풍을 감당해야 한다는 것을 꼭 기억해야 한다. 무분별한 당분의 섭취는 인슐린 분비 증가로 연결되고 결국 체내 지방세포 증가와 체지방 축적으로 이어지게 된다. 따라서 스트레스가 증가할 때 먹는 것, 특히 단 음식으로 스트레스를 해소하는 습관도 반드시 교정해야 한다.

식욕조절 호르몬, 렙틴과 그렐린을 잡아야 한다

현대인들에게 식사는 생명유지를 위한 활동이나 필요한 영양분을 보충하는 것, 그 이상의 의미를 지닌다. 사람 간의 관계 유지를 위해 식사를 하고, 좋은 사람과 행복한 시간을 보내기 위해 식사를 한다. 그런데 이런 '먹는 활동'을 통해 살과의 전쟁을 치러야 하는 것도 영양 과잉시대에 살고 있는 현대인의 숙명이다. 만약 모든 사람이 딱 먹어야 할 만큼만 먹고 스스로 절제할 수 있다면 비만으로, 다이어트로 고민하는 일은 없을 것이다.

그런데 사실 인간은 식욕을 제어할 수 있는 능력을 누구나 가지고 태어났다. 바로 식욕조절 호르몬인 '렙틴'과 '그렐린'이 그 역할을 하고 있기 때문이다. 렙틴은 우리 몸의 지방 세포에서 만들어지는 호르몬

■ 호르몬과 배고픔

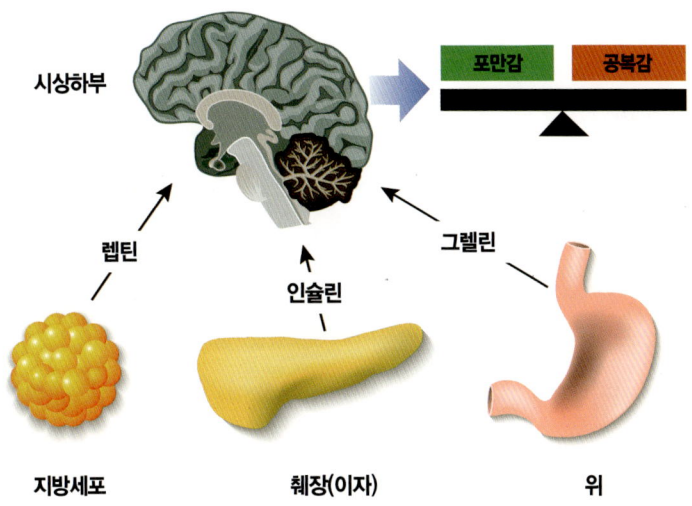

으로, 포만감을 느끼게 해서 식욕을 억제하고 비만을 방지하는 기능을 한다. 그에 반해 그렐린은 식욕과 위산 분비를 촉진해 공복감을 느끼게 하는 호르몬이다. 문제는 허기를 느낄 때 그렐린이 제대로 작동하고, 포만감을 느낄 때 렙틴이 제 기능을 수행할 수 있어야 하지만 그렇지 못한 경우가 종종 발생한다는 것이다.

식욕조절 호르몬이 제 기능을 한다면 과식하면 렙틴이 증가하고, 배가 고픈 상태라면 그렐린이 증가하게 된다. 하지만 식욕조절 호르몬은 여성 호르몬과 마찬가지로 나이가 들면서 조금씩 감소하는 경향을 보이고 강한 스트레스에 지속적으로 노출되었을 때 정상적인 분비에서 벗어나게 된다. 이 두 호르몬 분비에 이상이 생기면 식후 올라가야 할 렙틴 수치가 오히려 떨어지는가 하면, 식사 여부와 관계없이 그렐린 수치가 미동조차 없는 경우도 있다. 쉽게 말해 아무리 많이 먹어도 포만감을 느낄 수 없게 되고, 어떤 걸 먹어도 계속 배고픈 상태가 되는 것이다.

아이러니한 것은 비만한 사람의 경우, 보통의 사람보다 렙틴 농도가 오히려 더 높은 것으로 나타난다는 것이다. 과식해서 렙틴이 충분히 분비되었음에도 이미 인슐린 저항성이 생긴 경우라면 신호전달체계에 문제가 발생하게 된다. 렙틴의 신호를 받아 포만감을 느끼고, 식욕을 억제하고, 에너지를 태우는 것이 정상이지만 뇌 시상하부에 렙틴의 신호가 미처 도달하지 못하게 차단되는 것이다. 이것을 렙틴 저항성이라고 한다. 렙틴 저항성이 생기면 포만감을 느끼지 못해 음식을 계속해서 먹게 되고, 그 결과 살이 쪄서 지방이 점점 쌓이게 된다. 지방 세포에서 만들어지는 렙틴의 양은 지방이 많은 경우 당연히 더 많아지게 된다. 그래서 비만한 사람은 렙틴의 농도만 높고 식욕을 억제하는 효과가 없는 경우가 많다.

그렇다면 애초에 공복감을 느끼게 하는 그렐린이 적게 분비되면 더 좋지 않을까? 그렇지만은 않다. 우리 인체의 호르몬은 단독으로 신체 기능을 조절하는 것이 아니라 다른 호르몬들과 유기적 관계를 가지고 그 흐름을 유지한다. 그렐린 역시 공복을 느끼게 해서 음식을 섭취하도록 만드는 것 외에 성장호르몬을 촉진하는 중요한 활동도 하고 있기 때문에 반드시 적정량이 분비되어야 한다.

렙틴 저항성이 생기고 그렐린이 시도 때도 없이 발동하는 악순환을 끊으려면 어떻게 하는 것이 좋을까? 먼저 스트레스를 제때 풀어주고 특히 먹는 것으로 스트레스를 풀어버리는 습관을 교정하도록 한다. 또 규칙적으로, 천천히 식사하는 것도 매우 중요하다. 렙틴 호르몬은 식사를 시작하고 약 15~20분 이후부터 분비되기 시작하기 때문에 그 이전에 이미 폭식을 해버리면 아무런 의미가 없기 때문이다. 천천히 식사를 해서 과식을 사전에 예방하는 것이 필요하다. ==식사 후 허기가 진다면 인슐린 분비를 급속도로 자극하는 간식을 섭취하기 보다는 저지방 우유, 채소, 견과류 등을 소량 섭취하는 것이 좋다. 급격한 인슐린 분비는 인슐린 저항성을 높일 수 있고 이는 곧 렙틴 저항성으로 이어질 수 있기 때문이다.==

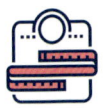

호르몬 변화로 나타나는
세 가지 살찌는 유형을 파악하라

호르몬과 기혈순환의 문제로 체질이 바뀐다

호르몬은 우리가 인식하지 못하는 순간순간에도 끊임없이 생산되고 분비되어 60조개나 되는 인체의 세포를 제어한다. 우리 몸에서 분비되는 호르몬은 약 4천 가지에 달하는데, 신체의 항상성을 유지하기 위해 장기 활동을 자극하고 정보를 전달하는 역할을 한다. 호르몬은 우리 몸 어디에서 분비되고 작용하는가에 따라 하는 일이 달라진다. 스트레스에 대응하기도 하고, 감염으로부터 우리 몸을 지키기도 하는 등 외부 환경의 변화에 작용하기도 하고, 때로는 에너지와 지방의 대사에도 영향을 미치고, 몸의 발육, 생식기능, 수면, 몸의 순환 등 생존을 위한 중요한 일에도 관여한다. 즉, 호르몬의 정상적인 작동 유무에 따라 우리의 삶과 건강상태가 180도 달라질 수 있다.

그런데 중요한 것은 출산을 겪거나 나이가 들면서 호르몬은 변화한다는 것이다. 생산 능력이 감소하거나, 필요 이상 과잉되거나, 경우에 따라서는 제 기능을 하지 못해 무용지물이 되기도 한다. 특히 산모의 경우 분만 과정에서 원기가 손상되고 기혈이 부족해져서 산후에 허증이 나타나는 경우 호르몬 밸런스가 무너지면서 여러 가지 건강의 문제가 발현될 수 있다.

산후 관리가 중요한 것도 빠른 시간 안에 원활한 기혈순환을 도와 호르몬의 불균형을 바로 잡기 위함이다. 그래야만 기혈순환의 문제와 호르몬 불균형으로 인해 나타나는 체질의 변화와 허증을 예방하고 원래의 건강을 회복할 수 있다. 만약 산모에게 나타나는 기혈순환의 문제나 호르몬 불균형이 지속되거나 허증의 원인을 제대로 파악하여 부족한 부분을 보충해주지 못하면 만성 증상이나 질환으로 이어질 수 있으니 주의해야 한다.

출산 후 제대로 된 회복과정을 거치지 못한 몸에서 가장 흔하게 나타나는 증상은 살이 잘 빠지지 않고 오히려 살이 찐다는 것이다. 무너진 호르몬, 원활하게 이루어지지 못하는 기혈순환으로 체내 노폐물이 지속적으로 쌓이면서 체질마저 바꿔버리게 되는 경우도 많다. 한의학에서는 이러한 현상으로 나타나는 살이 잘 찌는 문제의 체질을 크게 혈액, 수분, 지방의 문제로 보고 있다.

혈액순환이 원활하지 않아 살이 찌는 체질

혈액순환이 원활하지 않은 사람이 가장 고통스러운 계절은 겨울이다. 얼음장처럼 차가운 손발 때문에 아무리 따뜻한 실내에 있어도 한기를 느끼곤 한다. 어쩌다 누군가와 손끝이 닿기라도 하면 상대방이 소스라치게 놀라며 '왜 이리 손이 차냐'고 한마디씩 하는 것도 스트레스가 된다. 손발이 차다는 것은 그만큼 몸의 혈액순환이 잘 이루어지지 않는다는 것이다.

우리 인체가 정상체온을 유지하기 위해서는 혈액이 전신의 혈관을 돌며 산소, 영양분, 호르몬을 각각의 기관에 전달해야 한다. 일반적으로 혈액순환을 조절하는 자율신경계가 제 기능을 하지 못하면 손발이 차거나 아랫배가 차거나 하는 등 신체 특정 부위가 차고 시린 혈액순환 장애가 생기기 쉽다. 특히 여성호르몬은 자율신경계의 기능과 밀접한 관련이 있다. 때문에 여성호르몬의 급격한 변화가 나타나는 임신, 출산, 갱년기에 혈액순환 장애가 주로 나타난다.

혈액순환이 원활하지 않으면 피가 몸 안 일정한 곳에 머물러 뭉친 혈액이 생기게 된다. 뭉친 혈액은 살이 찌는 원인으로 작용하기도 한다. 특히 출산 후의 뭉친 혈액은 출산으로 생긴 불순물과 나쁜 피가 오로로 완전히 배출되지 않고 머물러 있는 것을 말한다. 여기에 몸을 차게 해 혈액순환에 문제가 생긴 경우, 생리통이나 생리불순이 심한 경우, 스트레스 등의 요인들이 더해져서 화가 쌓여 피가 더워지고 혈액의 점도가 높아져 뭉친 혈액이 더욱 심해진다.

뭉친 혈액은 대사 기능을 방해해 비만을 일으킬 뿐 아니라 여성에게는 자궁 관련 질병을 유발하기도 한다. 만약 출산 전 없던 증상이 출산 후 생긴다거나, 출산 전부터 있었던 증상이 더욱 심해지는 양상으로 나타난다면 반드시 전문가의 도움을 받아야 한다. 그저 손발이 차다, 아랫배가 차다, 생리통이 심하다며 가볍게 여겨서는 안 된다.

몸에 수분이 정체되어 살이 찌는 체질

진료실을 찾는 이들 중에 "저는 물만 마셔도 살이 쪄요."라고 말하는 사람이 생각보다 많다. 과연 물을 마시는 것만으로도 살이 찔 수 있을까? 오랫동안 앉아서 근무하거나 서서 근무를 하는 사람들은 체내에 수분이 정체되기 쉽다. 장시간 같은 자세로 있으면 신진대사가 원활하게 이루어지지 않아 몸이 냉해지고 그렇게 되면 기혈순환이나 수분 대사가 방해를 받기 때문이다.

만약 이러한 케이스가 아님에도 쉽게 붓거나 주로 하체의 부종이 심하다면 호르몬 이상을 의심해볼 필요도 있다. 여성호르몬의 불균형도 몸속 수분이 정체되는 주요한 원인이다. 황체에서 분비되는 프로게스테론은 결핍되어 있지만 난소에서 분비되는 에스트로겐은 과잉 상태인 경우가 있는데, 이렇게 호르몬의 불균형이 나타나면 몸에서 수분이 제때 배출되지 못해 물만 먹어도 쉽게 붓는 현상이 나타난다. 이런 상태가 오래 지속되면 혈액, 림프 순환에 장애가 발생해 노폐물이 쉽게 배출되지 못하고 지방 대사도 원활하게 이루어지지 않아 살이 쉽게 찌는 체질이 된다. 그래서 이런 경우 살을 빼려면 먼저 몸 안에 정체되어 있는 수분을 몸 밖으로 배출해주고 호르몬을 교정해주는 방법이 필요하다.

체내에 수분이 오래 머물러 있으면 몸 밖으로 배출되지 못한 불필요한 수분이 썩어 독소로 작용하게 된다. 우리 몸에 수분이 정체되면 몸이 잘 붓고, 쉽게 피로감을 느끼며, 피부에 탄력이 떨어지고, 손발이 차고 저리다. 또한 소변이 잘 나오지 않거나 살이 잘 찌게 되는데, 수분 정체로 인해 살이 찐 경우 하루에 1~2kg이 왔다 갔다 할 정도로 몸무게 변화가 심하다.

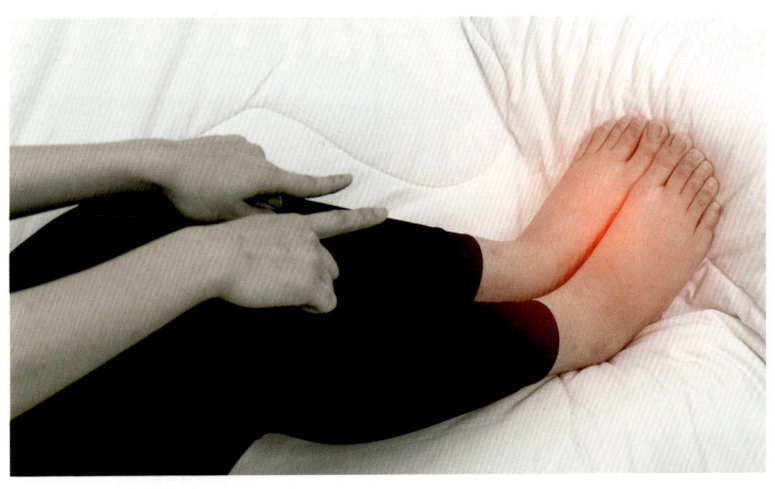

출산한 산모의 경우 체외로 배출해야 할 수분이 배출되지 못하고 독소로 작용, 원활한 기의 흐름을 방해하고 부종을 일으켜 살이 찌기도 한다. 대개 산모들이 출산 후 체력은 떨어지고, 만성적으로 피로에 시달리면서 살이 찌게 된다. 심한 경우 20~30kg 이상 체중이 불면서 가뜩이나 약해진 뼈, 관절, 인대에 더 많은 무리가 가기도 한다. 산모가 붓는다는 것은 출산 과정에서의 출혈, 기혈의 소모 등에 의해 기운이 떨어지면서 나타나는 증상이다. 예전보다 영양 상태가 좋아진 요즘에도 산모의 70% 이상이 이런 부종으로 불편감을 호소한다.

　출산 후 수분 정체로 인한 독소가 빠지는 시기는 개인에 따라 다르게 나타난다. 아무것도 하지 않고 2~3일 안에 부종이 모두 빠지는 경우도 있고 부종에 좋은 것을 아무리 해도 빠지지 않는 경우도 있다. 부종의 원인을 제대로 파악하지 못하고 근본적인 치료를 하지 못했기 때문이다. 간혹 부종을 빼기 위해서 몸이 회복되기 전에 여러 가지 식품을 섭취하는데, 이는 오히려 신장에 부담을 주어 다른 산후 후유증을 유발하기도 하니 주의해야 한다.

몸에 지방이 많이 쌓이는 체질

　간혹 '밥도 적게 먹고 운동도 열심히 하는데 살이 빠지지 않는다.'고 하소연하는 환자들이 있다. 이럴 때 가장 먼저 의심해볼 것은 딱 두 가지다. 첫째, 인체 내에 들어온 물과 영양분을 제때, 필요한 곳으로 옮기는 에너지 대사가 원활하게 이루어지고 있는가. 둘째, 체내에 지방과 노폐물이 쌓여 있지는 않은가를 생각해봐야 한다. 이렇게 체내에 지방과 노폐물이 쌓이면 신진대사에 장애가 생겨 수분이 필요한 곳으로 이동하지 못하고 정체되었다가 각종 노폐물과 함께 걸쭉하고 탁한 상태의 체액이 인체 내에 쌓이게 된다.

우리 몸은 잉여 에너지를 지방으로 저장했다가 필요할 때 가져다 쓰는데, 탁한 체액이 이를 막아 지방을 에너지원으로 사용하지 못해 비만을 일으킨다. 결과적으로는 탁한 체액이 있으면 인체의 에너지 대사가 제대로 이루어지지 않는다는 얘기다. 따라서 먹는 음식의 양이 예전과 크게 달라지지 않았고 별다른 이유가 없는데도 살이 찐다거나 굶어도 살이 빠지지 않는다면 탁한 체액을 의심해봐야 한다.

탁한 체액이 머리에 있으면 어지럽고 두통이 발생하며, 복부에 있으면 속이 거북하고 먹지 않아도 배가 부른 것 같은 느낌이 든다. 또한 탁한 체액이 피부에 있으면 사지가 무겁고 시리며, 얼굴이 누렇게 뜨고, 눈밑의 다크서클이 심해진다. 이외에도 만성피로감을 비롯한 여러 질병의 원인으로 작용하며, 비만을 유발하는 중요한 원인이 된다. 한의학에서는 '10가지 질병 중 9가지의 원인에 담이 있다.'라고 하여 '십병구담'이라고 한다. 그만큼 탁한 체액이 여러 가지 병의 원인이 된다고 보는 것이다.

출산 이후에는 오로로 빠지지 못한 노폐물들이 체내에 남아있을 수 있으며, 순환력 저하로 불어났던 지방이 탁한 체액으로 변화되기도 한다. 특히 소화기 건강과 면역력을 담당하는 비위의 기능이 약해지면 탁한 체액이 잘 생기는 체질이 될 수 있다. 이외에도 스트레스나 불규칙한 수면생활, 불규칙한 식생활, 과도한 수분섭취, 음주, 밀가루, 우유 등의 과다 섭취 등이 탁한 체액을 유발하는 원인으로 볼 수 있다.

우리 체내에서 분비되는 성장호르몬은 전신의 대사를 돕고 체내 콜레스테롤 수치를 낮추는 역할을 한다. 20세에 가장 활발하게 분비되고 40대에 들어서며 반으로 줄어들고 이후 점차 감소한다. 하지만 나이가 들어 성장이 멈춘 이후로도 성장호르몬은 소량 분비되어 상처 입은 세포를 보수하고, 피부를 재생하고, 신진대사를 원활하게 하는 등 중요한 활동을 한다.

따라서 성장호르몬의 분비를 촉진시키면 탁한 체액으로 인해 원활하게 이루어지지 못하는 지방 대사를 도울 수 있다. 성장호르몬은 적당한 공복감을 느낄 때 분비가 촉진된다. **보통 식사 후 3~4시간 이후 성장호르몬의 분비가 이루어진다고 본다. 또, 적당한 긴장과 적당한 운동을 하면 손상된 세포를 재생하기 위해 성장호르몬이 분비되는 것도 주목할 만하다.** 따라서 취미에 집중하거나, 가벼운 근력운동이나 유산소운동으로 몸을 긴장시키면 성장호르몬의 분비를 촉진시켜 전신의 대사를 도울 수 있다.

오늘, 나의 삼시 세끼는?

우리가 선택하여 반복적으로 먹는 음식과 먹는 방식이 우리의 몸을 만들고 호르몬의 흐름을 결정합니다. 오늘은 어떤 음식을 선택했나요? 내가 먹은 것들을 적다 보면 의외로 많은 것들을 알 수 있습니다. 오늘 먹은 것들을 하나하나 적어볼까요? 15분이면 충분합니다. 매일 먹은 것을 적는 일은 매우 훌륭한 다이어트 습관입니다.

아침
-
-
-

점심
-
-
-

저녁
-
-
-

간식
-
-
-

느낀 점
-
-
-

살이 찌는 이유

앞에서 여자의 호르몬 변화와 다이어트 핵심 호르몬인 인슐린과 렙틴, 그렐린에 대해서 살펴보았습니다. 그렇다면 각자 왜 살이 쪘는지 생각해볼까요? 그리고 해결 방법에 대해서도 적어봅니다.

살이 찌는 이유	해결 방법
ex) 빵, 국수 등 하루에 한 끼는 꼭 밀가루 음식을 먹는다. 탄수화물 중독이다.	ex) 호밀빵 등 통곡물 빵으로 바꾼다. 면류는 2~3일에 한 번만 먹는다.
ex) 아이가 밤에 자주 깨서 수면이 절대적으로 부족하다.	ex) 잠자리에서 스마트폰을 보지 않고 일찍 잔다. 낮에 잠깐이라도 낮잠을 잔다. 일주일에 하루 정도는 개운할 정도로 푹 잔다.

Part 3

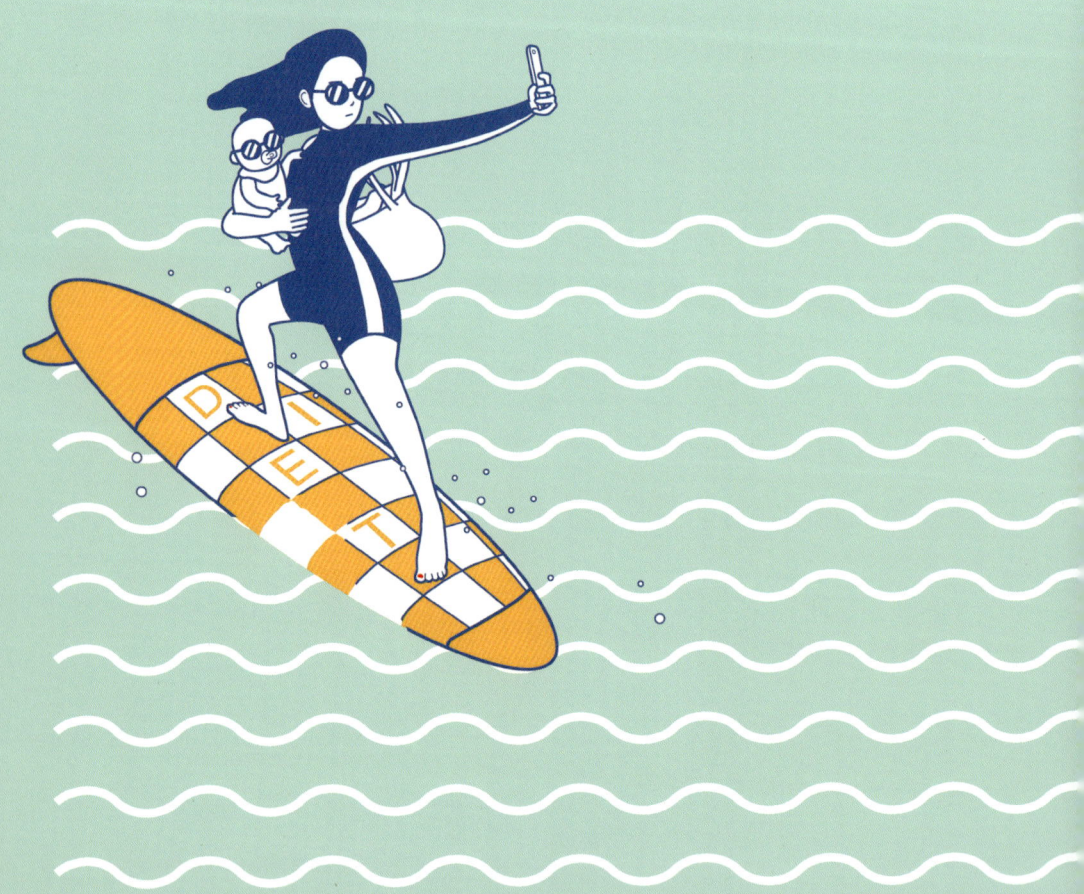

다시 살찌지 않는
몸을 만들어야 한다

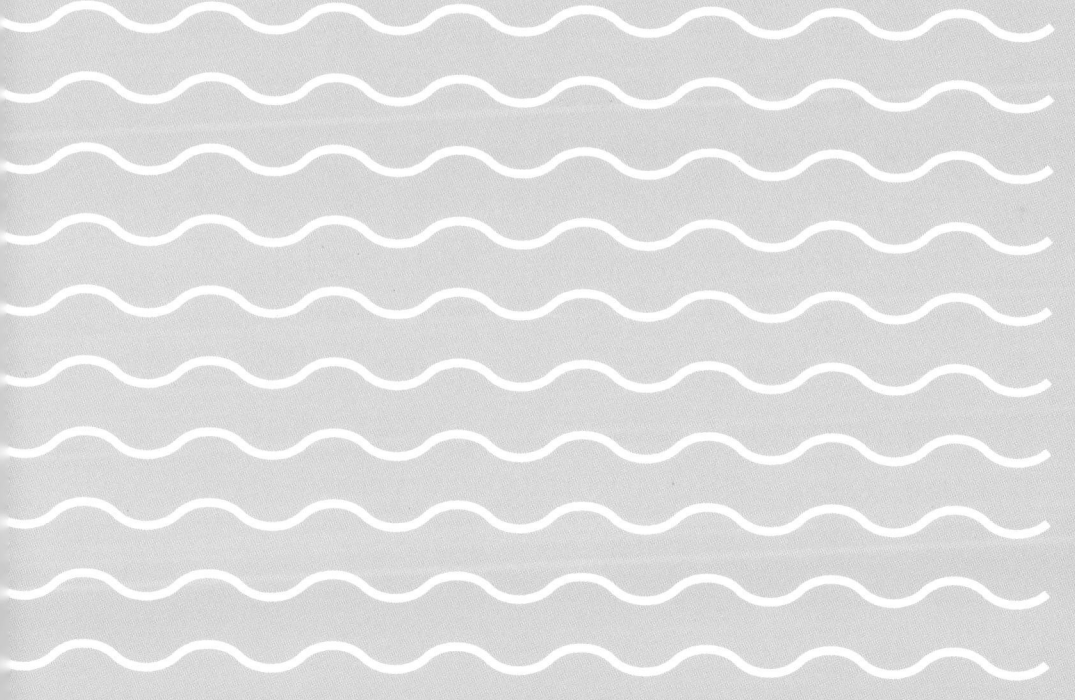

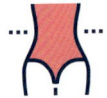

살찌는 원인, 호르몬의 불균형을 잡아라

우리 몸의 호르몬은 약 4천여 가지가 있다고 알려져 있다. 그중 작용 기전이 제대로 알려진 것은 100여 종뿐이다. 장기나 조직에 신호를 전달하는 수천 가지의 호르몬들이 성장, 신진대사, 성 기능 등을 조절하는 핵심적인 역할을 할 뿐만 아니라 사람의 마음, 욕구까지 조절한다. 게다가 서로 유기적인 관계로 항상성을 유지하기 때문에 어떤 호르몬의 기전을 독립적으로 밝혀내기가 쉽지 않다.

췌장에서 분비되어 지방저장에 관여하는 호르몬 인슐린, 지방세포에서 분비되어 포만감을 유발하는 렙틴과 공복감을 느끼게 하는 그렐린은 서로 상반되는 기능을 가지고 있어서 우리 몸이 어느 한쪽으로 지나치게 치우치지 않도록 서로 적절히 견제하고 통제해주는 역할을 한다. 때문에 포만감을 느끼게 하는 렙틴만 지속적으로 분비되지도 않고, 공복감을 느끼는 그렐린만 비정상적으로 분비되지도 않는다.

정상적인 신체상태에서는 서로 견제하는 이들 호르몬간에 적절한 밸런스가 유지되기 때문에 이러한 현상이 나타나지 않지만 호르몬 밸런스가 깨졌을 경우 상황은 달라진다.

한 예로, 인슐린과 렙틴은 별도의 활동 경로를 가진 호르몬이지만 신호 전달 체계를 공유한다. 뇌 시상하부로 신호를 전달하는 길이 같다 보니, 이 길을 인슐린 위주로 쓸 때가 있고, 렙틴 위주로 쓸 때가 있다. 천칭 저울처럼 둘 다 우세하거나 둘 다 줄어드는 법 없이 한쪽이 분비가 늘어나면 한쪽은 줄어들고, 또는 그 반대가 된다. 즉, 인슐린 수치가 너무 높거나 혹은 자주 수치가 높아지면 신호 전달 체계를 독점하기 때문에 렙틴 신호는 뇌 시상하부에 전달되지 못한다.

문제는 여기서 그치는 것이 아니다. 렙틴이 뇌 시상하부에 포만감 신호를 제대로 보내지 못하면 그렐린은 시도 때도 없이 허기를 만들어낸다. 허기로 음식을 시도 때도 없이, 허겁지겁 먹게 되면 혈액 속에 과다하게 분비된 인슐린은 음식으로 들어온 당분을 차곡차곡 지방으로 저장한다. 다시 말해, 인슐린이 쉼 없이 일을 하면 렙틴이 일할 기회가 줄어들고 연쇄적으로 그렐린은 더 많은 일을 할 수밖에 없다. 그렐린의 작용은 결국 인슐린이 또다시 일을 하게 만드는 악순환이 반복되면서 호르몬 체계는 무너지게 되는 것이다.

호르몬의 역할은 우리 몸 안에서 항상성이 유지되어야 정상적으로 작동한다. 하지만 위와 같이 세포의 수용체에 문제가 생겨 신호를 제대로 전달하지 못하거나, 호르몬 분비 자체가 어렵거나, 작동할 수 있는 호르몬으로 변환되지 못하면 호르몬이 제 기능을 발휘하지 못하는 저항성이 찾아온다. 호르몬이 기능을 제대로 하지 못하는 '호르몬 저항성'이 생기면 유기적인 관계를 맺고 있는 다른 호르몬에 영향을 미치고, 그 호르몬의 신호를 받는 장기, 세포까지 영향을 받는다. **호르몬의 불균형은 이렇게 도미노처럼 연쇄적인 변화를 발생하게 만들어 아무리 애를 써도 살이 찌기만 하는 몸이 되게 만드는 것이다. 즉, 살이 찌기만 하는 몸에서 탈출하려면 호르몬 불균형을 초래하는 원인을 파악하고, 적극적으로 대처해야 한다.**

다행히 호르몬 불균형이 심각하지 않은 상태라면 식단과 생활 습관의 변화로 충분히 개선될 수 있다. '살 빠지기 쉬운 몸'으로 얼마든지 변화가 가능하다는 얘기다. 지금까지 체중계와 칼로리의 숫자에 집중했던 자신의 노력을 호르몬 밸런스를 회복하는 데 쏟으면 다이어트와 함께 미래에 닥쳐올 당뇨, 고지혈증, 심혈관질환 등등 다양한 성인병을 예방하는 효과도 덤으로 얻을 수 있다. 위에서 보듯, 인간의 식욕은 한 가지로만 조절되는 것이 아니기 때문에 서로 반대 작용을 하는 물질들의 정상적 활동으로 조화를 이루게 된다. 이때 얼마나 많은 양의 호르몬이 분비되느냐보다는 어떻게 조화를 잘 이루냐가 더 중요하다. 그렇기 때문에 특정 호르몬을 자극하는 식단과 생활 습관을 교정하고, 호르몬의 조화를 이루는 식생활 습관으로 바꾸는 노력이 반드시 필요하다.

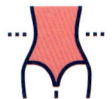

롤러코스터 같은 혈당 변화는 NO!
인슐린을 쉬게 하라

　누구나 음식을 먹으면 혈당이 어느 정도 오르게 되는데, 혈당 스파이크처럼 갑자기 치솟았다가 뚝 떨어지는 혈당의 급격한 변화가 가장 주의해야 할 문제다. 혈당치가 급격하게 올라가면 세로토닌, 도파민 같은 뇌내 물질이 분비되어 기분이 들뜨게 된다. 혈당치가 급격히 올라간 것을 뇌 시상하부에서 캐치하고 혈당을 떨어뜨리기 위해 췌장에서 다량의 인슐린을 분비하면 혈당치는 다시 급격하게 떨어지게 된다. 그런데 혈당치가 크게 떨어지면 들뜬 기분이 단숨에 가라앉으면서 초조해지거나 졸음이 쏟아지는 등 불편한 증상이 나타나고, 다시 들뜬 기분을 기대하며 혈당치를 올리는 설탕을 원하게 되어 같은 과정을 반복하게 된다.

　이것이 흔히 말하는 '탄수화물 중독'이다. 탄수화물 중독은 오랜 시간 자신도 모르게 꾸준히 반복해온 잘못된 식습관에서 비롯된다. 따라서 무심코 섭취하던 음식들이 호르몬 밸런스를 깨트리는 주범이라는 사실을 인지하는 것이 살찌지 않는 체질을 만드는 첫 번째 방법이다. 그 다음 과제는 인슐린이 쏟아져 나오게 만드는 음식을 피하고 그동안 반복해오던 잘못된 식습관을 교정해서 다시 살찌지 않는 몸을 만들어야 한다. 그러기 위해서는 다음과 같은 식품의 섭취나 식습관을 주의해야 한다.

설탕과 정제 탄수화물의 반복적 섭취는 이제 그만

설탕이나 밀가루 같은 정제 탄수화물은 우리 몸에 들어왔을 때 혈당을 빠르게 올리고 갑작스러운 배고픔을 유발해서 반복적으로 이러한 음식을 찾게 만든다. 그래서 설탕을 끊으면 두통이 생기기도 하고 현기증, 구역질, 피로감을 경험할 수 있다. 무엇보다 설탕, 정제 탄수화물로 인한 혈당 스파이크가 반복되면 당뇨의 발생 가능성도 높이지만 혈관 내피세포가 손상되어 염증이 생길 수 있고, 반복된 손상으로 혈관벽이 두꺼워져서 동맥경화와 심근경색으로 이어질 위험도 높아지게 된다. 만약 식사 후 1~2시간 동안 정신이 멍해진다면 꼭 혈당 검사를 해보는 게 좋다.

공복 혹은 시리얼로 때우는 아침 식사는 이제 그만

아침을 굶게 되면 혈당 스파이크를 아침에서 점심으로 미뤄놓는 것에 불과하다. 아침을 거르게 되면 혈당 스파이크가 더욱 심해지기 때문에 아침은 될 수 있으면 간단하게라도 꼭 먹어야 한다. 그런데 여기서 '간단한 아침'이 문제다. 미국 스탠퍼드대 연구팀의 혈당 스파이크 연구 결과에 따르면, 시험 참가자들이 콘프레이크와 우유, 땅콩버터 샌드위치, 프로틴 바 등 3종류의 아침 식사를 한 뒤 곧바로 혈당을 측정했더니 평소 혈당이 정상이라고 진단됐던 참가자의 절반 이상이 당뇨병이나 당뇨병 전단계 수준의 혈당 수치를 보였다. 그중에서도 혈당 변화가 가장 심했던 건 시리얼과 우유를 섭취한 사람들이었다. 시리얼과 우유를 먹은 참가자의 80%가 혈당 스파이크 현상을 보였다. 이는 **탄수화물 위주로 구성된, GI 지수가 높은 식사가 혈당 스파이크를 유발할 수 있음을 보여준다.** 식빵에 잼을 발라 먹는다거나, 김밥에 캔커피를 곁들인다거나, 우유에 달달한 시리얼을 넣어 먹는 '간단한 아침' 식단은 절대 도움이 되지 않는다.

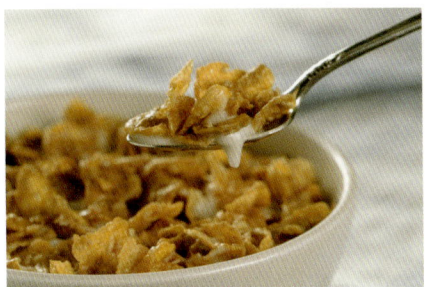

끼니와 끼니 사이 무분별하게 섭취하는 간식은 이제 그만

채소를 먹든, 과자를 먹든, 주스를 마시든 음식물을 입에 넣기만 하면 인슐린은 분비된다. 입이 심심하다고 해서 뭔가를 자꾸 먹는 습관은 인슐린이 분비되는 횟수와 시간을 증가시키기 때문에 인슐린 저항성 개선에 결코 도움이 되지 않는다. 먹는 사람이야 '이건 끼니, 이건 간식' 구분이 가능할 테지만 음식을 받아들이는 몸은 끼니와 간식을 구분하지 못한다. 그저 에너지를 만드는 원료인 음식일 뿐이다. 끼니와 끼니 사이에 간식을 먹는 것 자체만으로 혈당 수치를 올리고, 인슐린 생성을 촉진하고, 몸에서 지방을 연소시키는 과정이 중단되어 살이 찔 수밖에 없다. 즉, 간식으로 방울토마토만 먹어도 살이 찔 수 있다는 것. 반대로 간식을 먹지 않으면 식사시간 때를 제외하고 몸으로 들어오는 당이 없어서 몸에서는 축적된 지방을 꺼내서 에너지원으로 사용할 수 있게 된다. 그래야 체중 감량이 일어날 수 있다.

인슐린을 자극하는 과일 주스는 이제 그만

우리는 포도, 파인애플, 감, 사과, 귤 등 당도 높은 과일을 선호한다. 과일은 다른 음식에 비해 소화 흡수가 30분 정도밖에 걸리지 않아 빠른 시간에 혈당을 올리는데, 당도 높은 과일은 그만큼 혈당 증가의 폭

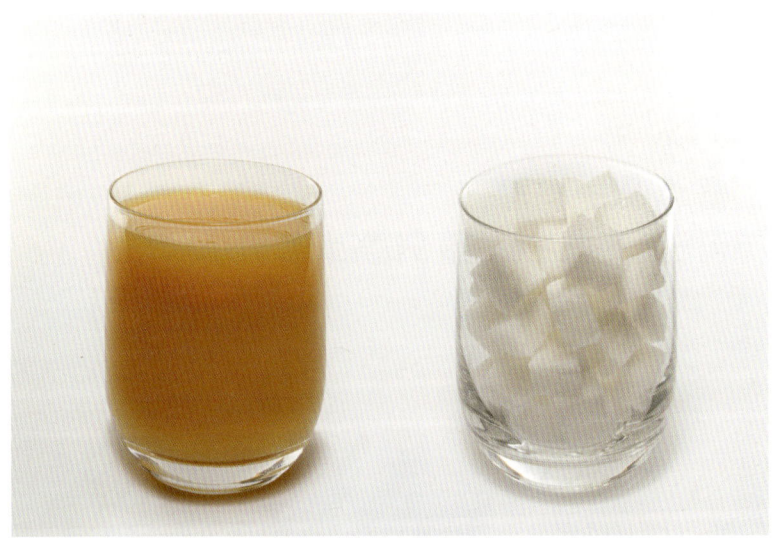

과일을 주스 형태로 갈아 마시면 과일의 당을 흡수하는 시간이 단축된다.

을 더욱 급증하게 만든다. 게다가 이런 과일을 갈아서 주스로 만들어 씹지 않고 삼킨다면? 과일의 당을 흡수하는 시간이 단축되어 더욱 빠르게 혈당을 올리게 된다. 명심하자. 과일주스는 건강식이 아니다. 이 외에도 0Kcal로 단맛을 낸다고 유혹하는 인공감미료의 섭취나, 잘못된 단백질 섭취도 모두 인슐린을 자극하는 잘못된 습관일 뿐 다이어트와 호르몬 균형에는 도움이 되지 못한다.

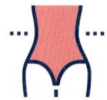

멈출 수 없는 식탐,
고장난 렙틴 호르몬을 되돌려라

현대사회에서 식사의 개념이 그저 먹는 활동이나 필요한 영양분을 보충하는 것, 그 이상의 의미를 지니게 되면서 식사문화도 크게 변화했다. 오랜만에 지인과 만나 소문난 맛집에서 잘 차려진 점심을 먹고 난 후 SNS에서 '핫'하게 떠오른 카페를 찾아 달콤한 케이크 한 조각까지 먹는 것이 그날 점심 식사의 마침표를 찍는 코스다. 저녁 식사의 경우도 별반 다르지 않다. 집에서 식사를 하든, 외식을 하든 식사 후에 간단하게 후식을 먹는 게 자연스러운 식사 패턴이 된 지 오래다. 게다가 중간중간 섭취하는 간식은 필수, 저녁 늦게 섭취하는 야식은 습관이 되었다고 해도 과언이 아니다.

우리는 이미 먹거리와 영양이 넘쳐나는 시대에 살고 있지만 그럴수록 식탐은 점점 더 커지고 지치지 않는 식탐은 거한 식사 뒤에도 후식, 간식, 그리고 야식으로까지 이어지고 있다. 이렇게 하루에 여러 번, 많은 양의 음식을 섭취하고 나서야 배가 터질 것 같다며 기분 나쁘고 우울한 포만감을 표현하곤 한다. 분명 온종일 먹은 것 같은데 자꾸 뭔가 더 먹고 싶어지고, 급기야 뒤늦게 찾아오는 불쾌한 포만감을 느껴야지만 식탐에 제동이 걸리게 되는 이러한 현상은 대체 왜 일어나는 것일까?

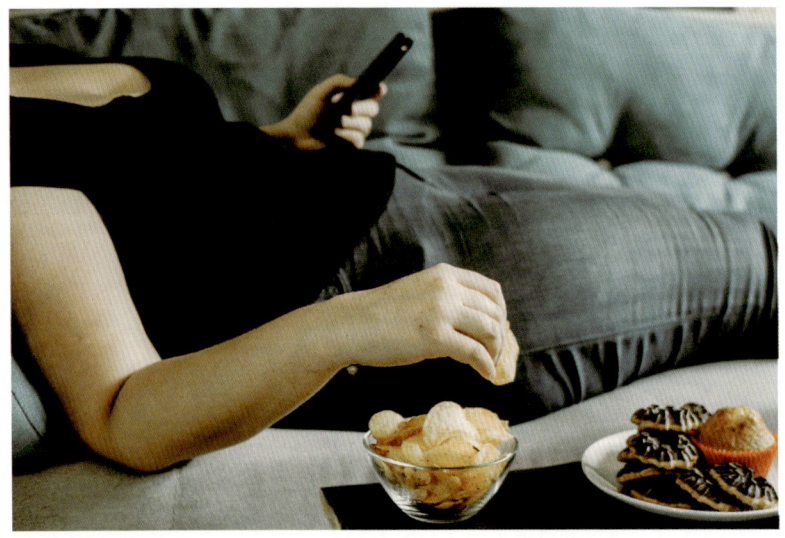

포만감은 우리 몸이 에너지 저장 모드에서 활동 모드로 바뀌는 과정에서 나타나는 지극히 건강하고 자연스러운 현상이다. 포만감을 느끼고 자발적으로 숟가락을 내려놓게 만드는 신호탄이 바로 렙틴이라는 호르몬이다. 그런데 고장난 렙틴 호르몬의 기능은 호르몬이 정상적으로 분비된다고 해도 뇌에 제대로 전달되지 못하거나, 뇌가 신호를 받아도 명령을 제대로 하달하지 못하면서 끊임없이 식탐의 늪에 빠지도록 만든다. 이를 '렙틴 저항성'이라고 한다.

렙틴 저항성이 생기면 적당량을 먹고 멈춘다는 것을 실행하기 어렵다. 결국, 끊임없이 음식을 몰아넣고 한참이 지난 후에야 기분 나쁘고 우울한 포만감과 함께 죄책감이 몰려올 뿐이다. 하지만 희망적인 것은 렙틴 저항성이 생기게 하는 세 가지 습관만 교정하면 얼마든지 고장난 렙틴 호르몬을 정상으로 되돌릴 수 있다.

액상과당이 첨가된 가공식품 섭취를 줄여라

과당을 만성적으로 과잉섭취하면 렙틴 저항성이 생기며, 렙틴 저항성은 고지방식으로 인한 비만을 가속화시키는 원인이 된다는 연구 결과가 속속 보고되고 있다. 과당은 단당류로서 과일에 고농도로 함유되어 있지만, 많은 가공식품에 첨가되기도 한다. 옥수수로 만드는 액상과당은 설탕보다 저렴하고 당도가 높고, 음료에 혼합하기도 좋아서 청량음료, 시럽, 쿠키, 즉석식품 등 다양한 식품에 두루 응용된다.

과당은 렙틴 뿐만 아니라 지방저장 호르몬인 인슐린의 저항성을 높이고, 식욕 촉진 호르몬인 그렐린의 수치에도 영향을 미쳐 과식을 하게 한다는 결론을 내놓은 바 있다. 서구 사회에서 식품에 설탕세를 부과하는 이유도 비만의 주범을 과당으로 보기 때문이다. 따라서 과당이 함유된 가공식품의 섭취를 줄이고 특히 당도가 높은 음료의 섭취를 제한할 필요가 있다.

과식을 막기 위해 식사속도를 조절하라

과식을 습관화하면 인체가 렙틴 신호에 무감각해지는 렙틴 저항성 상태가 되고, 이렇게 되면 렙틴이 많이 분비되어도 인체가 포만감 신호를 받아들이지 못해 많이 먹게 되고 비만이 된다. 일반적으로 거식 중인 사람은 그렐린 농도가 더 높고, 비만인 사람은 렙틴 농도가 더 높다. 호르몬 과잉상태가 되면 공복감이나 포만감을 제대로 느끼지 못하게 된다. 아무리 음식 섭취량을 줄이고 운동 시간을 늘려도 신체와 뇌는 오히려 체지방을 늘리는 방향으로 간다. 쉽게 말해 렙틴 저항성이 생기면 뇌가 렙틴의 명령을 듣지 않는다는 것이다. 심지어 뇌는 렙틴이 부족하다고 단정하고 더욱 배고픔을 느껴 더 많이 먹고 더 살이 찌는 악순환을 그린다. **과식하지 않는 방법 중 가장 확실한 방법은 천천히 먹는 것이다. 음식을 먹으면 포만감을 느낄 때 최소 15~30분이 필요하다.** 즉 급하게 먹을수록 포만감을 느끼기 전에 이미 과식을 하게 되고, 점차 살이 찌게 된다. 따라서 식사를 할 때는 최소 50~100회를 씹어서 넘기도록 하고, 씹는 동안 수저를 내려놓는 등 의도적으로 오래 씹고 천천히 먹는 노력을 해야 할 필요가 있다.

스트레스를 풀고 수면 시간을 늘려라

우리 몸은 스트레스를 받으면 스트레스 호르몬인 '코르티솔'이 분비되어 몸속 에너지가 고갈되지 않았음에도 식욕이 증가해 고당분, 고지방, 고탄수화물 음식을 찾게 된다. 탄수화물 과다 섭취는 혈당을 올리게 되고, 인슐린이 높게 유지되면 렙틴 호르몬이 제대로 작동하지 않아 체중조절을 방해한다. 스트레스로 인해 찾게 되는 음주, 흡연, 밀가루 음식섭취는 우리 몸 곳곳의 만성 염증을 유발하고 렙틴의 신호전달을 차단하는 가능성도 제기되고 있다. 따라서 규칙적인 생활 패턴을 유지하면서 음주, 흡연, 밀가루 음식의 섭취를 줄이고 가벼운 운동과 충분한 수면을 취하는 것이 좋다. 특히 수면 시간이 하루 7~8시간보다 적은 경우 체중이 증가한다는 연구 결과가 이미 수차례 보고된 바 있다. 임상 결과에 의하면 수면 시간을 줄이면 렙틴 수치가 18~26%까지 떨어지게 되고, 뇌는 수면 부족을 에너지가 부족한 상태로 해석해 깨어있는 동안 식욕을 자극해 음식섭취를 늘리게 된다고 하니, 충분한 수면을 취하는 것은 다이어트 성공과 호르몬 균형에 필수 조건인 셈이다.

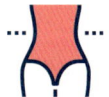

시도 때도 없는 허기,
그렐린을 안정시켜라

식욕을 자극하는 호르몬인 그렐린은 음식물의 섭취로 활동 에너지가 충분할 때는 분비가 줄어든다. 반대로 공복 상태로 에너지가 필요할 때는 분비가 늘어난다. 대부분 식사 직전에 그렐린 수치는 정점을 찍고 식사를 마친 후 약 1시간 뒤에는 최저 수준으로 떨어진다. 문제는 이런 체계적인 시스템이 무너졌을 때 시도 때도 없이 그렐린 호르몬이 분비되어 공복감을 느끼게 만든다는 것이다. 그뿐만 아니라 그렐린은 저녁 식사 후 3~4시간이 경과한 시점에 다시 상승하기 시작해 야식의 유혹에 빠지게 한다.

원래 음식을 먹고 나면 포만감과 함께 만족감, 행복감이 따르기 마련이다. 하지만 어떨 때는 우울한 포만감을 느낄 때도 있다. 그것이 허기와 식욕의 차이다. 우리가 '허기'로 정의하는 것은 생리적인 욕구로, 영양상의 필요를 채우기 위해 발생한다. 즉, 우리 몸에 필요한 에너지를 빨리 공급해달라는 지극히 정상적인 신호다. 그런데 <mark>우리 몸에 에너지가 필요하지도 않은데, 허기의 신호를 보내는 경우가 있다. 이는 신호전달 체계가 고장난 렙틴으로 인해 그렐린이 만들어내는 가짜 허기일 뿐이다.</mark> 때문에 그렐린의 폭주는 인슐린 저항성과 렙틴 저항성에 의해 유발되는 또 다른 호르몬 불균형의 결과라 할 수 있다.

호르몬이 정상적 체계로 작동하게 되면 음식을 섭취했을 때 렙틴 분비량이 증가해 배가 부르다는 느낌을 받게 되고 그렐린 수치는 낮아져 허기를 느끼지 않게 된다. 하지만 이런 균형상태가 깨지게 되면 음식을 아무리 섭취해도 그렐린 수치가 낮아지지 않아 지속적으로 공복감을 느끼게 되고 끊임없이 음식을 섭취하게 되어 비만을 유발할 수밖에 없다. 평소 그렐린을 자극하는 다음의 식습관을 가지고 있지는 않은지 체크해보고, 만약 이러한 식습관을 가진 경우라면 하루빨리 개선하여 그렐린의 안정화를 추구해야 할 것이다.

너무 적게 먹는다

다이어트를 목표로 식사량을 너무 갑자기 많이 줄이면 우리 몸이 요구하는 기초대사량 이하의 칼로리를 섭취하게 될 수 있다. 기초대사량 이하의 칼로리를 섭취하게 되면 몸에서 지방, 수분, 근육이 갑자기 빠져나가 체력이 급격히 저하되고 요요 현상, 폭식증 등 부작용이 따를 수 있다. 식사량을 줄이면 줄어든 식사량에 맞춰 우리 몸은 대사 속도를 늦추고 기초대사량을 낮추는데, 이때 원래 먹던 양만큼 먹게 되면 급격하게 살이 찌는 요요현상이 온다. 또 공복 상태일 때 우리 몸은 식욕을 촉진하는 호르몬인 그렐린을 분비하는데, 식사량을 급격하게 조절하면 그렐린 분비가 정상적으로 유지되지 않아 폭식을 유발할 수 있다. 따라서 식사량을 조절할 때에는 갑작스러운 단식이나 무리한 소식보다는 평소 식사량의 3분의 2 수준으로 천천히 줄여나가는 것이 바람직하다.

너무 많이 먹는다

많이 먹으면 위가 늘어나서 더 많이 먹게 된다는 속설이 있다. 이런 속설은 위가 탄성을 가지고 있다는 데서 비롯된 잘못된 정보다. 위는 먹는 양에 따라 5배까지 팽창하기도 하지만 먹은 것을 소화하고 나면 다시 정상적인 크기로 돌아온다. 물론 사람마다 위의 크기는 조금씩 다를 수 있지만, 영구적인 크기는 대부분의 사람이 비슷하다고 할 수 있다. 그런데 과식을 반복하면 식사량이 더 많아진 것 같은 기분을 느낄 때가 있다. 이것은 실제 위의 크기가 변하기 때문이 아닌, 호르몬의 영향이라고 알려졌다. 많이 먹는 것을 반복하게 되면 식전에 공복 호르몬인 그렐린이 더 많이 분비되면서 큰 허기를 느끼게 되고, 적은 식사량에는 만족하지 못하게 된다. 따라서 되도록 큰 허기를 느끼지 않도록 식사량을 조절할 필요가 있다. 다만 <mark>위가 비어있다는 것을 느끼지 못하도록 6개월 정도 꾸준히 식사량을 줄여나가 그렐린이 갑자기 분비돼 과식으로 이어지는 것을 막아야 한다.</mark>

불규칙적인 식사를 한다

식사시간이 불규칙하면 과식과 폭식의 위험이 있다. 특히 장시간 공복 상태가 반복되다 보면 우리 몸은 다음 기아를 대비해 지방을 저장하려는 체계로 돌입하게 되고, 최소한의 에너지만 사용하게 되면서 기초대사량도 낮아지게 된다. 불규칙한 식습관 그 자체만으로도 살찌는 체질로 바뀔 가능성이 충분하다는 것이다. 그뿐만 아니라 불규칙한 식습관이 자주 반복되면 우리 몸은 그렐린 분비를 촉진하게 된다. <mark>식사를 거르면 다음 식사에는 더 큰 공복감을 느끼게 되고 결국 필요 이상의 그렐린 분비를 촉진하는 악순환이 반복되어 식욕을 통제하지 못하는 위험에 빠질 수도 있다.</mark> 따라서 식사는 최대한 규칙적으로 하고, 식사가 어려울 때는 간단하게라도 식사를 대체할 식품을 섭취하는 것이 좋다.

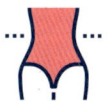

호르몬 밸런스를 위해
설탕 중독에서 벗어나야 한다

몇 년 전부터 음식 만드는 과정을 재미있게 보여주는 쿡방이 대세다. 그동안 전혀 몰랐던 식재료를 다루는 법이나 좀 더 간편하게 조리하는 방법은 물론 수십 년 맛집의 비결까지 쉽게 전수받을 수 있다. 그 많은 정보 속에서 사람들이 '신박하다!'라고 느낀, 예상치 못했던 맛을 더하는 식재료는 바로 '설탕'이었다. 된장찌개고, 순두부찌개고, 심지어 시원한 맛으로 먹는 뭇국에도 약간의 설탕을 첨가하면 부족한 맛을 기가 막히게 채워준다고 비법처럼 얘기한다. 우스갯소리로 '맛집 최고의 비결은 설탕'이라는 말이 나왔을 정도다. 이런 방송들이 계속되다 보니 대중은 설탕에 대한 경계심을 조금씩 허물기 시작했다.

'평소보다 단 것 좀 더 먹었다고 어떻게 되겠어? 살 좀 찌고 충치 좀 생기는 게 다 아냐?'라고 생각했다면 지금 당장 그 생각을 버려야 한다. 최근 한 통계에 따르면 성인 남녀 10명 중 3명이 설탕 중독에 걸렸

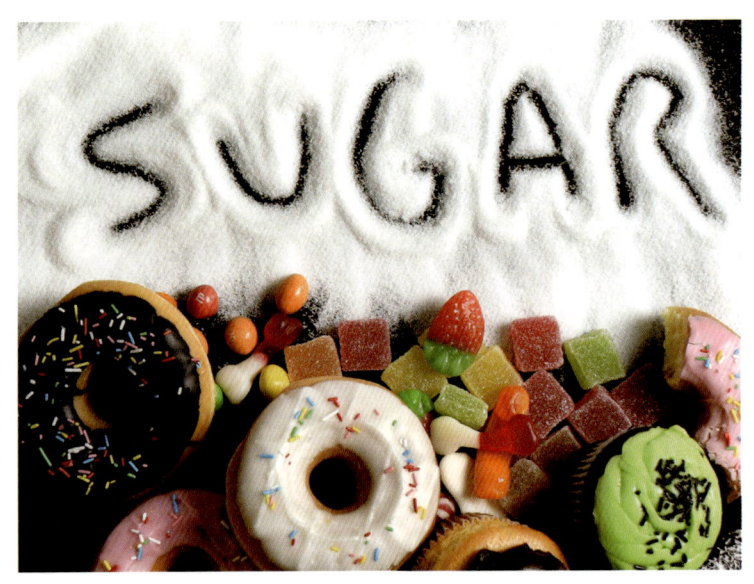

다고 답했으며, 그중 40% 이상이 설탕을 끊는 과정에서 금단현상을 겪었다고 한다. 설탕이 무서운 이유는 이처럼 쉽게 끊을 수 없고, 먹을 수록 더 많이 먹어야 하는 중독성 때문이다. 설탕은 많이 먹으면 먹을 수록 단맛에 대한 역치가 높아져 점점 섭취량이 늘어날 수밖에 없다.

실제로 2007년 프랑스 보르도대학교의 세르게 아흐메드(Serge H. Ahmed) 박사의 연구팀은 정맥 주사로 쥐들에게 코카인을 주입하고 당도 높은 물을 주었다고 한다. 이후 쥐들이 코카인을 선택하는지, 당도 높은 물을 선택하는지 관찰했는데, 쥐들의 선택은 바로 당도 높은 물이었다고 한다. 이 실험을 토대로 설탕이 코카인보다 무려 8배나 중독성이 강하다는 예측을 내놓았다.

설탕을 많이 먹으면 혈액 속 혈당 수치가 가파르게 상승한다. 혈당이 높아지면 혈액 속 포도당의 양을 일정하게 유지하기 위해 췌장에서 많은 양의 인슐린이 분비되고 혈당 수치가 빠른 속도로 떨어진다. 이때 혈당 수치가 급격히 떨어지면서 우리 몸은 당을 채우기 위해 또다시 단맛을 찾게 되고 인슐린이 또 분비되어야 하는 악순환에 놓이게 된다. 문제는 인슐린 과잉을 불러오면 인슐린 저항성이 생길 위험이 매우 높고, 그렇게 되면 연계되어 작용하는 렙틴 호르몬에도 문제를 미쳐 포만감을 잘 느끼지 못할 위험도 있다. 따라서 계속해서 **설탕을 찾게 되는 '설탕 중독' 상태가 호르몬 밸런스를 무너뜨리고 비만, 고혈압, 당뇨병 등의 질환을 불러와 건강에 치명타가 될 수 있다.**

과다한 설탕 섭취가 우리 몸에 끼치는 악영향은 생각보다 훨씬 더 심각하다. 먹어도 배가 고픈 상태가 계속될 뿐 아니라 장 기능을 저하시키기도 한다. **설탕을 많이 먹으면 장내 세균 활동이 활발해져 장 기능을 마비시키고 장 점막까지 해치게 된다. 장 기능이 정상적으로 작동하지 않으면 장내 독소가 그대로 쌓여 면역기능이 고장 나고, 배변 활동 또한 원활하지 않게 된다.**

그뿐만 아니라 호주 한 대학병원의 연구 결과에 따르면 **설탕은 뇌 신경망의 형태를 변화시키고 신경전달물질의 이상 분비를 일으켜 치매나 알츠하이머 같은 뇌 질환에 걸릴 확률을 높인다는 연구 결과가 보고된 바 있다.** 티스푼으로 설탕이 2.5스푼 추가될 때마다 치매 위험도가 54% 높아진다고 하니 설탕에 대해 관대해서는 안 된다.

단순히 충치가 생기고 살을 찌게 만드는 것뿐 아니라 돌이킬 수 없는 무서운 질병을 일으키는 설탕 중독. 영국에서는 무분별한 설탕 섭취를 막기 위해 설탕이 들어간 식품에 세금을 부과하는 '설탕세'를 도입하기도 했다. 우리나라에서도 설탕 섭취의 심각성을 인지하기 시작했을 때부터 제품에 '무설탕'이라는 슬로건을 내세워 판매하고 있다. 하지만 이 또한 설탕만 들어가지 않았을 뿐 설탕만큼 유해한 '액상과당'이 첨가된 경우도 많다. 눈 가리고 아웅인 셈이다. ==액상과당 역시 액체이기 때문에 흡수율이 높아 혈당이 급속도로 상승되고 과잉 섭취 시 중성지방과 염증을 유발하는 등 우리 몸에 치명적일 수 있다.==

궁극적으로 건강을 지키기 위해서는 설탕 중독에서 벗어나야 한다. 중독에서 벗어나는 방법은 간단하지만 역시나 실천이 어렵다. 우선 **양질의 지방을 섭취하고, 단백질과 섬유질이 풍부하게 들어있는 식품, 견과류 등을 자주 먹어 포만감을 유지하고 혈당을 안정적으로 만들어 단맛을 찾지 않게 해주는 것이 중요하다. 또, 마그네슘을 섭취하는 것도 바람직하다. 마그네슘은 신경계를 진정시키고 혈당 수치를 조율해주는데, 마그네슘이 부족하면 설탕이 당기게 된다.** 그리고 무심코 마시게 되는 탄산음료와 과일주스 역시 설탕 덩어리이기 때문에 가능하다면 물을 마시고 차나 연하게 탄 커피를 마시는 게 도움이 된다.

물론 설탕의 순기능이 전혀 없다고 말할 수는 없다. 설탕을 먹으면 빠르게 뇌에 에너지원을 공급해준다. 스트레스를 받았을 때 단것을 먹으면 기분을 좋게 만드는 '세로토닌'이라는 호르몬이 분비되어 마음의 안정을 찾아주기도 한다. 하지만 이는 어디까지나 적당량의 설탕을 먹었을 때의 이야기다. 앞에서도 언급했지만 설탕의 섭취는 결국 중독성을 가져오기 때문에 '적당량'만을 섭취하기란 매우 어렵다.

  세계보건기구에서 권고한 성인의 일일 설탕 섭취량은 25g, 티스푼으로 약 6스푼에 해당하는 양이다. 평소 우리가 아무렇지 않게 즐겨 먹었던 음식에는 생각보다 많은 양의 설탕이 포함되어 있다. 영화 한 편을 보면서 아무런 생각 없이 집어 먹었던 캐러멜 팝콘 세트(팝콘+탄산음료)에는 무려 각설탕 60개 분량의 설탕이 포함되어 있다. 설탕과의 전쟁! 살을 빼기 위해서도 반드시 필요하지만 각종 성인병을 예방하고 호르몬 밸런스를 유지하기 위해서라도 반드시 섭취를 줄여야 한다. 담배, 술과 같이 중독되지 않으려면 말이다.

각설탕으로 비교한 음식의 설탕 함량(각설탕 1개 = 3g)

- 극장용 캐러멜 팝콘 세트 – 각설탕 60개
- 아이스크림 파인트 1통 – 각설탕 21개
- 에너지음료 500ml – 각설탕 13개
- 오렌지 주스 500ml – 각설탕 12개
- 비타민워터 500ml – 각설탕 8개
- 요거트 – 각설탕 4개
- 밀크셰이크 – 각설탕 27개 반
- 콜라 500ml – 각설탕 16개 반
- 식빵 2쪽 – 각설탕 13개
- 카페모카 – 각설탕 11개 반
- 오레오 작은 봉지 – 각설탕 5개 반
- 잼 1스푼 – 각설탕 3개 반

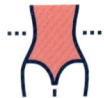

호르몬 불균형을 유발하는
카페인도 비만의 적이다

　우리나라 성인 1인당 커피 소비량은 얼마나 될까? 2018년 기준으로 본다면 1인당 연간 약 350잔의 커피를 소비한다고 하니, 세계 평균 소비량 약 130잔에 비하면 대략 2.7배 높은 수준이다. 우리나라 커피 전문점의 연간 매출액을 보더라도 미국과 중국에 이어 세계 3위 수준으로 많다고 분석되고 있다. 그도 그럴 것이, 흔히 '별 다방'이라고 불리는 스타벅스 매장이 세계에서 4번째로 많은 나라가 바로 우리나라다. 그럼에도 불구하고 그 많은 매장에 언제나 사람들로 가득하다. 우리나라 사람들의 커피 사랑을 짐작해볼 만하다.

　커피 전문점의 도입으로 설탕을 뺀 블랙커피가 대중화되면서 다이어트를 하면서도 부담 없이 즐기는 것이 커피다. 심지어 살을 빼기 위해 열심히 운동하면서 일부러 블랙커피를 마시는 사람들도 있다. 커피 속 카페인 성분이 신진대사를 활발하게 해주고 에너지 소비를 촉진시켜서 운동 전 마시는 블랙커피가 살을 빼는 데 도움을 준다고 믿고 있기 때문이다. 그런데 이 블랙커피가 오히려 살을 찌우는 범인일 수 있다.

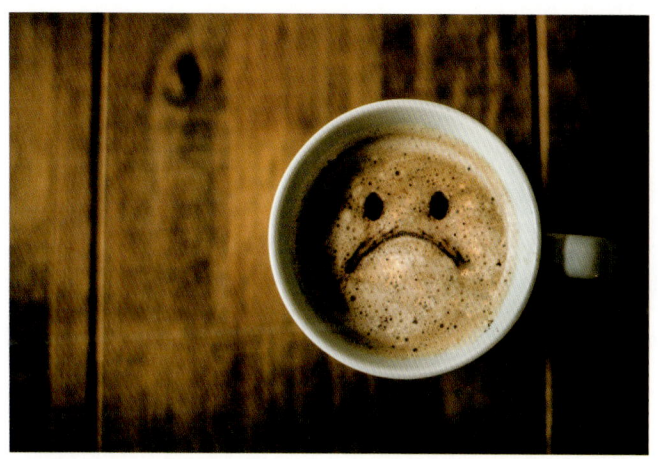

커피, 다이어트에 독일까? 약일까?

앞서 이야기한 것처럼 우리나라 사람들 대부분이 하루 1잔에서 많게는 하루 3~4잔씩 아메리카노나 에스프레소와 같은 블랙커피를 마신다. 특히 블랙커피가 다이어트에 좋다고 해서 농도를 연하게 해 물처럼 마시거나 아예 식사 대신 커피만 마시는 이들도 종종 있다. 하지만 지방을 태우는 데 도움을 주는 카페인을 과다섭취하거나 혹은 평소 카페인에 예민했던 사람이 섭취하면 호르몬에 영향을 끼쳐 오히려 살을 찌게 만든다.

카페인이 우리 몸에 들어오면 심장박동 수가 높아지고 호흡이 가빠지게 되어 일부 사람들은 커피를 마시면 불안하거나 긴장 상태가 지속되기도 한다. 이때 긴장 상태가 장기간 지속되면 스트레스 호르몬인 '코르티솔'이 다량 분비된다. 코르티솔 호르몬이 다량 분비되면 우리 몸의 식욕을 억제시켜 주는 호르몬인 '렙틴'의 작용을 방해해서 결국 배가 고프지도 않은데도 자꾸 음식을 원하게 만들어 식욕을 자극한다. 우리가 평소 우울하거나 화가 나거나 스트레스를 받으면 자꾸 배가 고프고 음식이 당기는 이유도 이 때문이다. 블랙커피가 호르몬에 미치는 영향은 그뿐만이 아니다. 커피 속 카페인은 인슐린 분비를 촉진하기도 해서 남은 열량을 지방으로 빠르게 전환시켜 비만을 유발할 수 있다. 결국 다이어트를 위해 마셨던 커피가 오히려 호르몬 불균형을 유발해 다이어트를 방해할 수 있다는 얘기다.

커피의 각성효과 때문에 모닝커피를 즐기는 사람도 많은데, 장기간 다량의 카페인을 섭취해 몸의 긴장 상태가 계속되면 호르몬의 문제만 발생하는 것이 아니다. 일시적으로 빨라졌던 심장박동이 오히려 느려지고 이뇨작용에 저항하는 힘이 생기게 된다. 그런 상태가 지속되면 몸 안의 독소는 제때 빠져나가지 못한 채 그대로 쌓여서 살이 찌는 체질로 바뀔 수 있다.

다시 말해 **블랙커피를 많이 마시면 살이 빠지는 게 아니다. 하루 3잔 이상, 장기간 마시게 되면 오히려 살이 찔 수 있다.** 블랙커피 중에서도 커피 맛이 진한 에스프레소를 즐기는 사람들이라면 더욱 조심해야 한다. 커피머신에서 고압으로 추출하는 에스프레소는 크레마라고 하는 거품이 풍미를 더한다. 하지만 이 크레마는 지방이 90%로 이루어져 있는 지방층이다. 바로 '카페스톨'이라는 기름인데, 이 카페스톨은 간 효소 수치뿐 아니라 혈중 콜레스테롤 수치까지 높여 심혈관 질환에 치명적일 수 있다. 네델란드 한 대학의 연구에 따르면 에스프레소뿐만 아니라 에스프레소를 물에 희석시킨 아메리카노 역시 한 잔당 카페스톨 4mg 정도가 들어있으며, 이는 콜레스테롤 수치를 1% 가량을 높일 수 있다고 한다.

커피가 콜레스테롤 수치를 높이는 것도 문제지만 가장 큰 문제는 앞에서 말한 호르몬 밸런스를 무너뜨리고 긴장 상태를 지속시키는 것이다. 그동안 다이어트 메이트처럼 느껴왔던 커피의 배신에 당황하지 말고 건강한 다이어트를 위해 오늘부터라도 커피 섭취량을 조금씩 줄여보는 걸 추천한다. 만약 한 번에 줄이기 어렵다면 커피의 종류를 바꿔보는 것도 도움이 된다. 커피 기름인 카페스톨은 대부분 거름종이를 통해 걸러지기 때문에 핸드드립커피를 마시면 된다고 하니 추출 방법의 종류를 바꿔보는 노력도 필요하다.

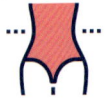

간 건강을 유지해야
살 빠지는 체질이 된다

　신이 내린 몸매라는 찬사를 받고 있는 세계적인 모델 미란다 커의 몸매는 사실 노력까지 더해진 완벽한 몸매다. '하얀 음식은 독!'이라고 말하고, 배가 고플 때면 스스로 '나는 배고프지 않아.'라고 최면을 건다는 그녀는 거울로 자신의 몸매를 보며 '이 몸매를 잃고 싶지 않아!'라는 생각을 끊임없이 반복하며 강한 정신력으로 아름다운 몸매를 사수한다고 한다. 하지만 레몬주스와 닭가슴살, 샐러드, 호밀빵 몇 조각으로 이루어진 미란다 커의 다이어트 식단을 따라하고 매일 1시간 이상 운동을 해도 살이 빠지지 않는다는 사람도 있다. 도대체 뭐가 문제일까? 그저 '미란다 커'와 '우리'의 차이일까?

　최근 한 언론매체에서 특별히 과식하지도 않는데 살이 안 빠지고 오히려 살이 찌는 뜻밖의 이유를 기사로 다뤘다. 수면 부족, 과다한 스트레스, 40~50대 여성의 경우 폐경, 오랫동안 항우울제나 편두통, 당뇨, 고혈압 약을 복용했을 경우, 갑상선 기능 저하증이나 다낭성 난소 증후군을 앓고 있을 경우 살이 찐다고 했다. 그저 많이 먹어서, 운동을 안 해서 살이 찌는 것이 아니라 잘못된 생활습관이나 호르몬의 변화, 가지고 있는 지병의 유무에 따라 살이 찌는 원인이 존재할 수 있기 때문에 죽도록 노력해도 살이 빠지지 않는다면 전문가를 찾아 건강을 체크해볼 것을 권하는 것이 골자였다.

그런데 여기에서 다루지 않은 살찌는 중요한 이유가 한 가지 더 있다. 바로 간 때문이다. 우리 몸에서 간은 어떤 역할을 할까? 간은 우리 몸의 화학 공장으로 불릴 만큼 각종 노폐물을 축적하고 또 배출시키는 역할을 한다. 우리 몸에 들어온 각종 독성 물질인 알코올, 약물 등을 분해해 소변이나 담즙으로 내보내는 해독작용 역시 간의 중요한 기능 중 하나다. 또한 지방대사에 중요한 담즙산 분비를 활성화시켜 지방 축적을 억제시키는 역할을 한다. **체내에 들어온 지방이 소화되고 흡수 가능한 형태로 바뀌려면 간에서 분비되는 담즙의 도움이 반드시 필요하다. 이밖에도 간은 호르몬을 조절하고, 피하지방 관리 등의 역할을 하기 때문에 다이어트와 떼려야 뗄 수 없는 중요한 장기다.**

다시 말해 간이 튼튼해야 그 역할을 충실히 할 수 있어서 살찌지 않는 몸을 만들 수 있다. 만약 이러한 역할을 하는 간이 약해지게 되면 신진대사가 원활하지 않을뿐더러 독소를 배출시키는 기능도 약해져서 우리 몸에 지방과 독소가 쌓이게 된다. 몸에 독소가 쌓이게 되면 배에 가스가 잘 차고 온몸이 퉁퉁 붓게 된다. 그러다 보니 '아니 왜 아무리 운동을 하고 적게 먹어도 살이 안 빠지지? 더 독하게 해야 하나?'라고 생각해서 더욱 무리하게 먹는 양을 줄이게 된다. 그때부터 걷잡을 수 없는 악순환을 겪게 된다. ==제대로 먹지 않고 다이어트를 하면 변비가 생기게 되고, 몸 안에 독소를 걸러주는 간이 제대로 작동되지 않아 몸은 더 붓고 체지방은 더 쌓이게 되는 결과를 초래한다.== 때문에 평소 간 건강을 잘 유지하는 것은 살이 잘 빠지는 체질을 만드는 데 매우 중요하다.

흔히 '술을 자주 먹는 사람이 걸리는 질병'이라고 생각하는 지방간도 간 건강을 악화시키는 위험요소다. 최근에는 20대와 30대의 젊은 성인남녀와 폐경 이후의 여성들에게서도 비알코올성 지방간 환자가 늘어나고 있는 추세다. 비알코올성 지방간은 술을 많이 먹지 않는 사람의 간세포에 중성지방이 다량으로 축척되는 질환이다. 술이 원인이 아니더라도 누구에게나 발생할 수 있는 질환이기 때문에 정기적인 검진을 통해 간 건강을 체크해볼 필요가 있다. 특히 비만인의 경우에는 지방간에 더욱 주의해야 한다. 비알코올성 지방간은 알코올성 지방간에 비해서 당뇨병과 고혈압, 비만을 동반하는 비율이 2~7% 정도 더 높다고 하니 간을 제대로 관리하지 않으면 비만이 될 위험도 그만큼 증가하는 것이다.

간이 건강하려면 물론 적당한 운동과 금주 등 건강한 생활습관을 지키는 것이 무엇보다 중요하다. 하지만 그보다 중요한 것은 일상에서 좋은 식습관을 유지하면서 간을 해독해주고 비만을 예방하는 것이다. 건강하게 간을 관리해 간 때문에 안 빠지고 붓던 살을 쏙 빼보자.

간 건강을 지켜주는 식재료 Best 10

① **냉이:** 냉이에는 간 기능 회복에 도움을 주는 '콜린'이라는 성분이 풍부하게 들어있을 뿐 아니라 간에 지방이 쌓이는 것을 막아줘 간을 튼튼하게 하는 데 도움이 된다.

② **미역과 다시마:** 미역, 다시마와 같은 해조류를 보면 끈적끈적한 물질이 만져지는데 그 성분이 바로 '후코이단'이다. 후코이단은 간세포를 재생시켜줄 뿐 아니라 떨어진 간 기능을 활성화시켜 주어 간이 제대로 작동할 수 있게 돕는다. 또한 해조류에 풍부한 식이섬유는 간에 있는 독소를 배출해 해독작용도 탁월하다.

③ **부추:** 부추는 동의보감에서 '간의 채소'라고 할 정도로 간 기능을 강화하는 데 효과적이다. 특히 간을 해독하는 기능이 탁월하며, 피를 맑게 하여 신진대사를 원활하게 하고 허약 체질을 개선해준다. 또한 몸을 따뜻하게 하여 평소 냉한 사람에게도 도움이 되며, 감기를 예방하는 효과도 있다.

④ **시금치:** 시금치에 풍부한 베타카로틴은 몸속에서 비타민 A로 전환되어 인체에 독소로 작용하는 활성산소를 없애주고 간세포를 재생시켜 준다.

⑤ **콩나물:** 콩나물은 숙취를 해소하는 데 탁월한 식품이다. 콩나물에 많이 함유되어 있는 아스파라긴산은 간에서 알코올을 분해하는 효소의 생성을 도와준다. 아스파라긴산은 꼬리 부분에 많으므로 가급적 꼬리를 떼어내지 않고 요리하는 것이 좋다.

⑥ **북어:** 북어에는 간을 해독하고 간 기능을 높여주는 아미노산이 풍부하다. 북어는 뭉친 것을 풀어주는 효능이 있어 꽉 막힌 혈행을 좋게 하고 몸을 따뜻하게 해주기 때문에 손발이 찬 사람에게도 효과적이다.

⑦ **바지락:** 바지락에는 간 기능을 강화시켜주는 타우린과 베타인 성분이 풍부하여 간의 기능을 회복시켜 주고 숙취를 완화시켜준다. 또한 간을 해독하고

간에 지방이 축적되는 것을 막아 지방간을 예방하는데도 도움이 된다.

⑧ 쑥: 쑥은 인체 내 나쁜 독소와 노폐물을 몸 밖으로 배출해주는 해독기능이 뛰어난데, 간을 해독하여 간 기능을 정상화시켜 준다. 또한 쑥에는 비타민과 무기질이 아주 풍부하여 생체리듬을 안정시켜주고. 칼슘과 철분이 많이 함유되어 있어 여성들의 골다공증에도 도움이 된다.

⑨ 토마토와 호박: 토마토와 호박에는 세포 점막을 건강하게 회복시켜 주는 비타민 A와 C가 다량 들어있고, 신진대사에 좋은 구연산, 사과산 등이 다양하게 들어있어 간의 기능을 빠르게 회복시켜주고 튼튼하게 만들어준다.

⑩ 구기자: 몸속의 노폐물을 원활하게 배출하기 위해 좋은 물을 많이 마셔야 한다. 구기자를 차로 만들어 마셔도 좋은데, 구기자는 간 기능을 개선하고 간세포 내에 지방이 쌓이는 것을 억제하므로 차로 만들어 수시로 마시면 효과적이다.

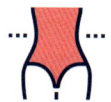

칼로리보다 GI지수에 주목해야 한다

'오늘부터 다이어트를 하겠다!'라고 결심하면 가장 먼저 하는 일이 뭘까? 사람에 따라 다르긴 하지만 대부분이 '이것'을 검색해서 공부하고 외우기도 하고 심지어는 책상이나 냉장고 앞에 딱 붙여놓기도 한다. 바로 식품 칼로리표다. 칼로리를 하나하나 따지고 계산하면서 비교한 다음 조금이라도 칼로리가 낮은 식품을 선택해서 먹는데, 정말 그렇게 선택한 칼로리 낮은 음식이 다이어트에 도움이 될까? 반대로 칼로리가 높은 음식은 무조건 살이 찔까?

물론 칼로리가 다이어트를 하는 데 어느 정도 도움은 될 수 있지만 절대적인 기준이 될 수는 없다. 사람의 몸은 기계가 아니기 때문에 숫자처럼 공식처럼 딱 맞아떨어지지 않는다. 우리가 먹은 음식이 뱃살, 허벅지살, 팔뚝 살로 만들어지기까지 굉장히 다양한 효소, 세포, 호르몬 등의 복잡한 활동을 거치게 된다. 즉, 우리가 어떤 칼로리의 식품을 먹는다고 해서 그 칼로리만큼 살이 찌는지는 정확하게 판단할 수 없다는 얘기다.

예를 들어 A라는 음식의 열량은 300칼로리이고, B라는 음식의 열량은 400칼로리라면 당연히 칼로리가 낮은 A음식을 선택할 것이다. 그런데 알고 보니 A음식은 감자튀김과 제로콜라였고, B음식은 달걀 두 알과 아보카도 하나였다면 어떨까? 칼로리만 놓고 보면 당연히 A음식을 선택하겠지만 그게 어떤 음식인지를 알고 나면 당연히 B를 선택할 것이다.

칼로리란 기본적으로 3대 영양소인 탄수화물과 단백질, 지방의 열량을 통해 얻는 에너지의 양을 말한다. 칼로리만 놓고 따져보면 탄수화물보다 지방이 훨씬 더 칼로리가 높지만 실제로 살로 가는 건 탄수화물이다. 더 명확히 말하자면 같은 칼로리라 하더라도 포도당의 흡수 속도를 나타내는 당지수가 높은 음식이 더 살찐다는 것이다. 300칼로리인 고기 한 덩어리와 300칼로리인 설탕 10숟가락을 각각 먹었을 때 이 두 음식이 같은 양으로 살이 찌진 않는다는 얘기다.

고기 한 점이 소화되기 위해서는 부수고, 섞고, 분해하는 과정을 거친다. 이 과정에서 우리 몸 자체 내에서 열을 발생시키고 칼로리가 소비될 뿐 아니라 체내 흡수 또한 천천히 진행되는 반면, 단순당인 설탕은 섞이고 분해되는 과정이라고 할 것도 없이 바로 흡수되기 때문에 바로 살로 간다는 것이다.

그뿐만 아니라 칼로리를 확 낮춘 저칼로리 식품에도 엄청난 반전이

숨어있다. 얼마 전까지만 해도 설탕 대신 저칼로리 인공감미료가 들어간 '제로00, 무설탕00'과 같은 식품이 다이어터들 사이에서 인기를 끌었다. 그런데 실제로 저칼로리 인공감미료가 우리 몸의 대사활동을 교란시키고 지방 축적을 촉진해 살찐 사람은 더 살을 찌게 만들고 혈당을 높인다고 한다. 또한 인공감미료를 먹었을 때 칼로리가 없다는 사실을 뇌가 알아채서 부족한 칼로리를 보충하기 위해 식욕을 촉진하는 '공복반응'을 일으켜 폭식을 유발할 수 있다는 연구 결과가 발표되기도 했다. 살을 빼기 위해 무조건 칼로리를 맹신해 식품을 선택한다면 오히려 더 큰 비만을 불러올 수 있다는 것이다.

다이어트로 진료실을 찾는 환자들에게 가장 많이 듣는 질문은 "어떤 음식을 먹어야 살이 안 찌나요?"라는 것이다. 그럴 때마다 나는 웃으며 대답한다. "먹어도 살이 안 찌는 음식은 없습니다. 대신 살이 덜 찌는 음식은 있습니다"라고 답하면 하나같이 칼로리가 낮은 음식을 떠올린다. 다이어트를 돕는다는 여러 식품의 광고 문구에 '저칼로리'라는 문구가 빠지지 않는다. 몸 안에서 에너지를 적게 발생시킨다는 뜻인데, 하지만 요즘에는 칼로리보다 GI지수에 주목하고 있다.

GI지수, 글리세믹 인덱스(Glycemic Index)는 식품의 혈당치가 상승하는 속도를 수치로 나타낸 것이다. 그러니까 어떤 식품을 섭취했을 때, 이 식품으로 인해 혈당이 얼마나 빨리 올라가는지, 그 속도를 숫자로 표시한 것이다. 숫자가 높을수록 혈당을 빨리 올리는 음식이고, 숫자가 낮으면 혈당을 서서히 올리는 식품이라는 뜻이다.

인슐린은 혈액 속의 포도당의 양을 일정하게 유지시키는 역할을 하는 호르몬이다. 혈당 수치가 높아지면 인슐린은 혈중 포도당을 세포 안에 넣어주는 촉매 역할을 한다. 그럼 세포는 들어온 당으로 에너지를 만들게 된다. 그리고 남는 당은 간이나 근육에 글리코겐이라는 형태로 저장을 시켜놓는다. 그런데 이 글리코겐도 저장 용량의 한계가 있어서 남는 포도당은 지방세포 속으로 보내 중성지방으로 바꿔 저장하게 된다. 만약 혈당을 높이는 음식을 자주 먹으면 중성지방으로 비축은 열심히 하지만, 정작 중성지방을 쓸 일은 없어진다. 우리 몸이 에너지를 필요로 할 때 가장 먼저 쓰는 것이 당인데, 당이 항상 남아돈다면 비축해놓은 지방을 태울 일이 없기 때문이다.

더욱 위험한 일은 혈당을 급격하게 높이는 음식을 섭취했을 때 인슐린이 과도하게 분비되면서 혈당이 요동치게 되는데, 이런 현상이 만성화된다면 점점 인슐린이 제 역할을 못 하게 될 수 있다는 것이다. 때문에 혈당이 빨리 치솟지 않도록 GI지수가 낮은 음식을 선택해서 먹어야 한다. GI지수가 낮은 음식은 통상적으로 수치가 60 이하인 식품을 얘기한다. 유제품 중에서는 플레인 요거트와 우유를 들 수 있고, 아이스크림이나 생크림, 연유는 GI지수가 높은 편에 속한다. 생선을 포함한 육류 중에서는 대구, 꽁치, 고등어, 새우, 오징어, 참치가 상대적으로 GI지수가 낮다. 채소 중에서는 시금치, 콩나물, 오이, 청경채, 양상추, 양송이, 여주 등의 채소가 GI지수가 낮은 반면 감자, 당근, 옥수수의 GI지수는 정말 높다. 다이어트 식품으로 각광받는 고구마의 GI

지수는 낮은 편이다.

칼로리를 보고 선택한 음식이 때론 GI지수가 높아 다이어트를 망치는 경우가 있다. 그에 반해 GI지수가 낮은 음식이 생각보다 칼로리가 높은 경우도 물론 있지만 그래도 크게 문제가 되지 않는다. 혈당을 천천히 상승시켜 인슐린이 당분을 에너지원으로 충분히 사용하도록 만들기 때문이다. 다이어트를 위해서라면 칼로리보다 GI지수를 더 신경 써야 한다는 점, 꼭 기억해야 한다.

■ GI지수 55 미만 식품표

분류	식품(100g당)	칼로리	GI 수치	부위
채소류	브로콜리	33	25	꽃
채소류	콜리플라워	27	26	꽃
채소류	실곤약	6	23	뿌리
채소류	양하	12	23	뿌리
채소류	곤약	5	24	뿌리
채소류	무	18	26	뿌리
채소류	생강	30	27	뿌리
채소류	양파	37	30	뿌리
채소류	연근	66	38	뿌리
채소류	우엉	65	45	뿌리
견과류	피스타치오	615	18	열매
견과류	호두	674	18	열매
견과류	마카다미안 너츠	720	27	열매
견과류	땅콩	562	28	열매
견과류	아몬드	598	30	열매
견과류	캐슈너트(인도 땅콩)	576	34	열매
곡물	아마란사스(현곡)	358	45	열매
곡물	율무	380	49	열매
채소류	돼지호박(주키니)	14	23	열매
채소류	오이	14	23	열매
채소류	덩굴여지(여주)	17	24	열매
채소류	가지	22	25	열매
채소류	순무	20	25	열매
채소류	강낭콩(꼬투리째 먹는 것)	23	26	열매
채소류	풋고추	–	26	열매
채소류	피망	22	26	열매
채소류	오크라	30	28	열매

분류	식품(100g당)	칼로리	GI 수치	부위
채소류	완두(꼬투리째 먹는 것)	36	28	열매
채소류	토마토	19	30	열매
채소류	마늘	134	49	열매
콩류	대두(말린 것)	417	20	열매
콩류	콩	-	30	열매
콩류	풋콩	135	30	열매
콩류	잠두콩(말린 것)	348	40	열매
콩류	팥(말린 것)	339	45	열매
과일	감	60	37	열매
과일	귤	46	33	열매
과일	딸기	34	29	열매
과일	레몬	54	34	열매
과일	멜론	42	41	열매
과일	무화과	54	36	열매
과일	밀감	45	33	열매
과일	배	43	32	열매
과일	복숭아	40	41	열매
과일	블루베리	49	34	열매
과일	비파	40	32	열매
과일	사과	54	36	열매
과일	살구	36	29	열매
과일	서양배	54	36	열매
과일	석류	56	37	열매
과일	아보카도	187	27	열매
과일	유자	59	28	열매
과일	자두	49	34	열매
과일	자몽	38	31	열매
과일	체리	60	37	열매

분류	식품(100g당)	칼로리	GI 수치	부위
과일	키위	53	35	열매
과일	파파야	38	30	열매
채소류	호박(서양호박, 삶은 것)	93	53	열매
채소류	시금치	20	15	잎
채소류	샐러드채	14	22	잎
채소류	배추	14	23	잎
채소류	양상추	12	23	잎
채소류	크레송(물냉이)	15	23	잎
채소류	청경채	-	23	잎
채소류	쑥갓(데친 것)	27	25	잎
채소류	유채	36	25	잎
채소류	부추	21	26	잎
채소류	양배추	23	26	잎
채소류	차조기	37	28	잎
채소류	파슬리	44	29	잎
채소류	파드득나물	18	24	잎
채소류	숙주	15	22	줄기
채소류	콩나물	30	22	줄기
채소류	샐러리	15	24	줄기
채소류	양송이	11	24	줄기
채소류	초록 아스파라거스	22	25	줄기
채소류	나도팽나무버섯	15	26	줄기
채소류	죽순	26	26	줄기
채소류	느티만가닥버섯	14	27	줄기
채소류	흰색 목이버섯	162	27	줄기
채소류	대파	28	28	줄기
채소류	새송이버섯(에린기)	24	28	줄기
채소류	표고버섯(생)	18	28	줄기

분류	식품(100g당)	칼로리	GI 수치	부위
채소류	송이	23	29	줄기
채소류	팽이버섯	22	29	줄기
채소류	표고버섯(말린 것)	182	38	줄기
곡물가루·빵·면	메밀국수	342	32	
곡물가루·빵·면	소맥전립분	328	45	
곡물가루·빵·면	올브랑 시리얼	–	45	
곡물가루·빵·면	현미죽	70	47	
곡물가루·빵·면	통밀빵	–	50	
곡물가루·빵·면	메밀(말린 것)	344	54	
곡물가루·빵·면	발아현미	340	54	
음료	녹차	0	10	
음료	홍차(무당)	1	10	
어패류	청대구	93	45	
어패류	가다랭이	95	40	
어패류	가다랭이(새끼 밴 것)	143	40	
어패류	가자미	114	40	
어패류	갯가재(삶은 것)	98	40	
어패류	게	58	40	
어패류	게르치	189	40	
어패류	고등어	202	40	
어패류	금눈돔	160	40	
어패류	긴다랑어(토막낸 것)	220	40	
어패류	꽁치	310	40	
어패류	낙지(삶은 것)	99	40	
어패류	넙치	103	40	
어패류	농어	123	40	
어패류	다랑어(살코기)	125	40	
어패류	단새우	87	40	

분류	식품(100g당)	칼로리	GI 수치	부위
어패류	대구	79	40	
어패류	대구 알(명란젓)	140	40	
어패류	대하	97	40	
어패류	도미	194	40	
어패류	모시조개	30	40	
어패류	바다빙어	177	40	
어패류	방어	257	40	
어패류	방어새끼	256	40	
어패류	뱀장어(구운 것)	331	40	
어패류	멸치(보리)	85	40	
어패류	멸치(건조)	-	40	
어패류	명란	-	40	
어패류	새우(보리)	83	40	
어패류	복어	85	40	
어패류	삼치	177	40	
어패류	연어알	-	40	
어패류	오징어	88	40	
어패류	옥돔	113	40	
어패류	임연수어	115	40	
어패류	잿방어	129	40	
어패류	전어	160	40	
어패류	정어리	217	40	
어패류	청새치	115	40	
어패류	치어	113	40	
어패류	해파리	22	40	
어패류	은어	152	41	
어패류	가리비	97	42	
어패류	대합	38	43	

분류	식품(100g당)	칼로리	GI 수치	부위
어패류	뱀장어(장어구이)	293	43	
어패류	가막조개(바지락)	51	44	
어패류	전복	73	44	
어패류	피조개	74	44	
어패류	굴	60	45	
어패류	붕장어	161	45	
어패류	안강	58	45	
어패류	해삼	23	46	
어패류	생선 동그랑땡	113	47	
어패류	안강(간한 것)	445	47	
어패류	자반 연어	199	47	
어패류	성게	120	49	
어패류	섬게	120	49	
어패류	어묵	95	51	
어패류	다진 생선살	94	53	
유제품	우유	67	25	
유제품	플레인 요구르트	62	25	
유제품	날계란	151	30	
유제품	버터	745	30	
유제품	탕지유	–	30	
유제품	가공치즈	339	31	
유제품	카망베르 치즈	310	31	
유제품	고다 치즈	380	33	
유제품	커티지 치즈	105	33	
유제품	크림치즈	346	33	
유제품	파르메잔 치즈	475	33	
육류	전갱이	121	40	
육류	꼬치고기(말린 것)	145	45	

분류	식품(100g당)	칼로리	GI 수치	부위
육류	닭 가슴살	105	45	
육류	닭 날개	191	45	
육류	닭고기 저민 것	166	45	
육류	닭다리	200	45	
육류	돼지고기 사태	183	45	
육류	돼지고기 안심	396	45	
육류	돼지고기 저민 것	221	45	
육류	램(로스, 어린 양고기)	227	45	
육류	소 쓸개	209	45	
육류	쇠고기 등심	186	45	
육류	쇠고기 설로인	334	45	
육류	쇠고기 안심	454	45	
육류	양고기(로스)	236	45	
육류	오리고기	129	45	
육류	전갱이(말린 것)	168	45	
육류	닭 간	111	46	
육류	돼지고기	–	46	
육류	로스햄	196	46	
육류	비엔나 소시지	321	46	
육류	생햄	247	46	
육류	소와 돼지고기 섞은 것	222	46	
육류	쇠고기 로스	318	46	
육류	쇠고기 사태	209	46	
육류	쇠고기 저민 것	224	46	
육류	햄	–	46	
육류	콘 비프	203	47	
육류	돼지 간	128	48	
육류	이탈리안 소시지	497	48	

분류	식품(100g당)	칼로리	GI 수치	부위
육류	베이컨	405	49	
육류	소 간	132	49	
조미료	식초(곡물초)	25	3	
조미료	식초(감식초)	0	3	
조미료	토마토 소스	44	9	
조미료	소금	0	10	
조미료	양겨자	174	10	
조미료	왕소금	0	10	
조미료	간장(진한 맛)	71	11	
조미료	맛술	241	15	
조미료	콩소메(고형)	235	15	
조미료	감조림	77	23	
조미료	우스타 소스	117	29	
조미료	케첩	119	30	
조미료	된장(적)	186	33	
조미료	청국장	-	33	
조미료	된장(백)	192	34	
조미료	된장(혼합)	189	34	
조미료	고추냉이	265	44	
조미료	카레(고형)	512	49	
콩류	두유	46	23	
콩류	두부껍질	511	30	
콩류	비지	111	35	
콩류	두부	72	42	
콩류	순두부	56	42	
콩류	유부	386	43	
콩류	두부부침	150	46	
해조류	우뭇가사리	2	11	

분류	식품(100g당)	칼로리	GI 수치	부위
해조류	한천	154	12	
해조류	구운 김	188	15	
해조류	조미김	179	15	
해조류	생미역	16	16	
해조류	파래	150	16	
해조류	다시마	138	17	
해조류	녹미채	139	19	

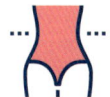

극단적인 저염식이
오히려 다이어트를 망친다

　큰맘 먹고 열심히 운동해서 몸을 만드는 사람들은 하나같이 닭가슴살을 섭취하고 저염식을 한다. 다이어터들 사이에서 살을 빼려면 소금을 최대한 줄여야 한다는 것은 마치 불문율과도 같다. 그래서 소금이나 소스 없이 비릿한 닭가슴살을 맛있게 먹을 수 있는 방법이 그들 사이에서는 다이어트를 지속하게 만드는 묘안이 된다. 소금 한 톨 먹지 않으면서 악착같이 버텨내면 곧 선명하게 드러나는 복근을 만날 수 있다고 믿고 있기 때문이다. 고통 없이 얻을 수 있는 것은 아무것도 없다는 말을 명언처럼 새기며 오늘도 그렇게 스스로 고통스러운 저염식을 이어간다.

　다이어트와 떼려야 뗄 수 없는 것은 바로 식이조절, 식단이다. 아무리 운동을 열심히 한다고 해도 먹고 싶은 것 마음껏 먹으면서 다이어트 성공을 기대하기란 어렵다. 그래서 운동전문가들도 다이어트 성공

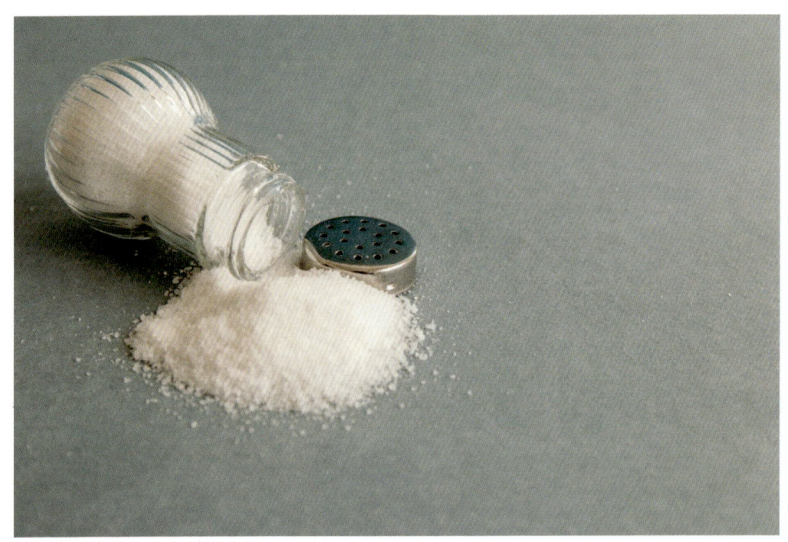

은 '운동이 3할, 식이조절이 7할'이라고 말한다. 그러니 무엇을 어떻게 먹느냐에 따라 다이어트의 성공 여부가 결정된다고 해도 과언이 아니다. 때문에 식단을 짤 때 칼로리를 제한하는 것만큼이나 저염식에 집착한다. 그래서 그들의 다이어트 식단을 보면 하나같이 드레싱을 아예 뺀 샐러드나 단백질로 꽉꽉 채운 닭가슴살, 두부, 콩, 고구마, 계란이 대부분이다. 일반적으로 생각하는 저염 다이어트 식단이다.

그렇다면 실제로 소금을 적게 먹으면 살이 빠질까? 소금을 적게 먹으면 일단 몸 안의 기본적인 염분농도를 맞추기 위해 몸에서 물이 빠져나간다. 반대로 소금을 많이 섭취하면 몸에서 붙들고 있는 물의 양이 많아지게 된다. 특히 평소에 음식을 짜고 맵고 자극적이게 먹었다면 몸에 많은 물이 저장되어있는 상태인데, 이런 상황에서 살을 빼기 위해 평소 먹었던 소금의 섭취를 확 줄이면 체내 염분농도를 맞추기 위해 물이 급격히 빠져나간다. 즉, 지방이 빠지지 않아도 물을 잃은 만큼 체중이 빠져나가게 되는 것이다. 얼핏 살이 빠졌다고 착각할 수도 있는 대목이다.

다이어트를 한다고 소금을 극도로 제한하는 저염식을 하면 초반에는 굉장히 빠른 속도로 체중이 빠진다. 하지만 평생 저염식을 한다는 건 사실상 불가능한 일이다. 만약 조금이라도 일반적인 식단으로 돌아오는 순간, 체중은 다시 빠른 속도로 불어나게 된다. 빠졌던 것만큼 되돌아오기 쉬운 게 바로 체내 수분, 물이기 때문이다. 말하자면, 저염식을 하면서 고생스럽게 뺐던 살은 체지방이 아니라 몸속 수분이라는 얘기다.

반대로 말하자면, 소금은 아무리 먹어도 체지방이 늘지는 않는다. 단, 체중이 느는 것이다. 소금을 많이 먹으면 물을 많이 먹게 되어 체내 수분 보유량을 일시적으로 늘려 체중이 증가하게 된다. 순간적으로 '어? 몸무게가 늘었다? 살쪘네?'라고 생각하게 만드는 것이지 우리가 일반적으로 말하는 체지방의 증가는 아니라는 것이다. 염분이 수분을 잡아두게 해 일시적으로 부기와 체중 증가를 유발할 수는 있지만 체지방과는 직접적인 관계가 없다. 다만 염분이 식욕을 돋게 만들어 간접적으로 체지방 관리에 영향을 주는 것이다.

오히려 다이어트를 위해 소금의 양을 극도로 제한하거나 먹지 않는 등 저염식을 장기간 계속할 경우, 혈액 속 소금 농도가 옅어지게 되는 것이 문제가 될 수 있다. 그렇게 되면 신진대사를 담당하는 여러 호르몬의 균형이 깨지고 인슐린의 저항성을 증가시켜 오히려 비만과 각종 대사질환을 유발하게 된다. 또한 저염식을 지속한 상태에서 다이어트를 위해 갑자기 물을 많이 마시면 몸은 생존을 위해 물을 거부하게 되는데, 그렇게 되면 소화액의 양 또한 줄어들게 된다. 소화액이 줄어들면 음식물이 위장에 정체되어서 내려가지 않거나 메슥거리고 속이 더 부룩하고 배에 가스가 차기도 한다.

특히 위산의 주재료는 소금이기 때문에 염분 섭취를 극도로 제한하면 단백질 소화가 제대로 이루어지지 않아 알레르기나 피부 트러블이 생길 뿐만 아니라, 세포의 에너지 대사가 잘 이루어지지 않게 된다. 때문에 처음에는 살이 잘 빠지는 것처럼 느껴지지만 결론적으로, 세포의 에너지 대사가 더뎌지는 다이어트 정체기가 찾아올 수밖에 없다.

오히려 살을 빼려면 적당한 소금을 섭취해야 한다. 소금을 섭취하면 체내에 쌓여있던 노폐물이 배출돼 체중이 줄어든다. 우리가 소금을 먹으면 그만큼 물을 마시게 되는데, 마신 물의 양 만큼 물을 다시 배출할 때 노폐물도 함께 빠져나와 체중이 줄어들게 되는 것이다. 또한 소금은 혈관 속에 껴 있는 지방이 정체되는 것을 막아 체중을 줄이는 데 도움이 된다.

브라질 상파울루대학 의대 연구팀에 따르면, 소금을 하루 3g 이하로 적게 섭취할 경우 혈관, 혈액 속에 지방이 쌓여 다이어트의 적이자 비만의 대표적 원인인 중성지방을 증가시킨다는 발표가 나온 바 있다. 소금이 과하게 들어있는 음식만 아니라면, 적당한 소금이 첨가된 다이어트 식단은 혈관에 지방이 끼는 것을 막아 혈액순환과 대사작용, 지방분해를 촉진해 체지방이 줄고 살이 빠지는 효과를 볼 수 있다.

실제로 소금의 지방분해 효과에 대해 학계의 많은 실험 결과가 있다. 부산대 식품영양학과에서 쥐를 세 그룹으로 나누어 고지방 사료팀, 염장 식품인 된장을 10% 정도 섞은 고지방 사료팀, 그리고 일반 사료팀으로 나누어 8주 동안 각각의 사료를 먹고 체중 변화를 비교하는 실험을 했다. 고지방 사료를 먹인 쥐는 체중이 150g 늘어난 데 반해, 된장과 고지방 사료를 먹인 쥐의 체중은 80g밖에 증가하지 않아 일반 사료를 먹인 쥐와 같은 체중 증가를 보였다고 한다. 즉 된장을 섭취하면 고지방식을 하더라도 비만을 억제하는 데 도움이 된다는 실험 결과다. 된장은 나트륨이 16%나 들어있는 대표적 염장식품인데도 말이다.

소금을 극도로 제한하는 저염식보다는 적당한 양의 소금을 섭취하는 것이 오히려 살을 빼고 다이어트를 하는 데 도움이 된다. 현재 세계보건기구에서 권장한 하루 소금 섭취량은 최대 5g이다. 꽃소금, 구운소금, 죽염과 같이 정제를 최소화한, 미네랄이 많은 소금을 적당량 섭취하는 것은 다이어트에 도움이 된다는 사실을 꼭 기억하기 바란다.

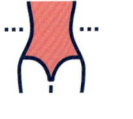

아무렇게나
물 마시지 마라

"죽을 만큼 운동하고 죽지 않을 만큼만 먹어요."

몇 년 전 한 걸그룹 멤버는 다이어트의 고뇌를 이렇게 말한 적이 있다. 그녀의 말처럼 쉽게 살을 빼는 방법은 세상에 존재하지 않는다. 누구나 쉽게 살을 뺄 수 있다면 그녀가 죽을 만큼 운동하지도, 죽지 않을 만큼만 먹지도 않았을 테니 말이다. 하지만 다른 방법보다 시간과 돈이 적게 든다는 점에서 만만해 보이는(?) 다이어트 방법은 있다. 예를 들어 물 마시는 방법만 바꿔도 다이어트에 도움이 된다.

얼마 전 국내 여러 스타들이 도전했던 '물 다이어트'가 화제가 된 적이 있다. 물 다이어트는 5일간 하루에 물을 3L씩 섭취하다가 6일째 수분섭취를 중단하는 일주일 다이어트다. 수분섭취를 중단해도 이뇨작용이 계속되어 체내 수분이 빠져나가는 원리라고 해서 한때 큰 주목을 받았다. 물론 아직도 인터넷에는 '물 다이어트 어떻게 하는 건가요?'라

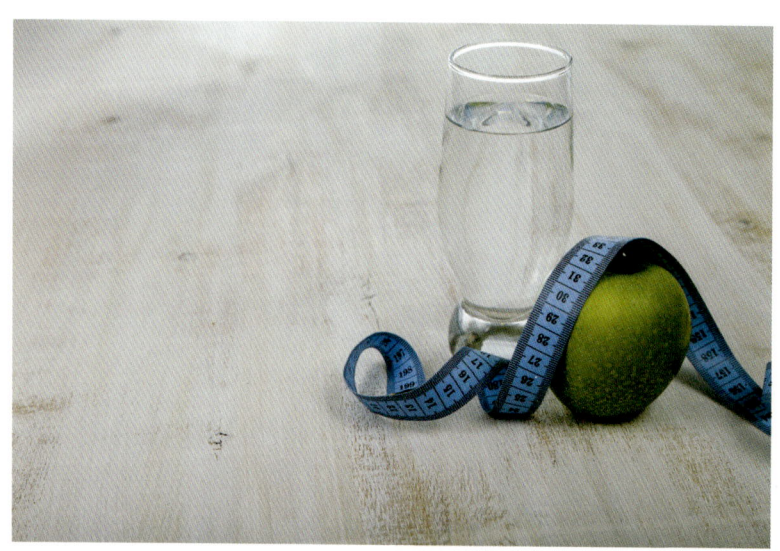

는 질문이 올라오곤 한다.

다이어트를 할 때 충분한 수분섭취를 하라고 말하는 이들이 많은데 과연, 무조건 물을 많이 마셔야 살이 빠질까? 사실은 그렇지 않다. 자신의 체중과 비례해서 섭취하는 물의 양이 늘어나야 하고 그래서 나온 개념이 하루 물 권장량이다. 자신의 몸무게에 0.033을 곱하면 하루 물 권장량을 확인할 수 있다. 예를 들어 자기 몸무게가 60kg이라면 1.98L, 하루에 약 2L의 물을 마시면 된다. 앞에서 이야기한 물 다이어트에서 3L의 물을 마신다고 했는데, 이 양은 체중 90kg인 사람이 마셔야 하는 물의 양보다 많다.

다이어트에 수분 섭취는 꼭 필요한 게 사실이다. 하지만 물을 필요 이상 많이 마시게 되면 피로가 쌓이고, 위장기능이 떨어져 구토가 나오고, 소화불량이 악화되고, 심한 경우 뇌부종, 경련, 호흡곤란까지 올 수 있다. 그뿐만 아니라 평소 몸이 차고 자고 일어났을 때 몸이 무겁고 자주 붓는다면 물을 조금만 많이 마셔도 물이 배출되지 못하고 몸에 그대로 쌓여 오히려 독이 될 수 있다. 특히 차가운 물을 마실 경우 체온이 떨어지고 몸이 부어 오히려 살이 잘 찌는 체질이 될 수 있다. 심지어 수분대사가 원활하지 못한 사람이 물을 많이 마시면 수분 전달능력이 떨어져 피부가 푸석푸석해지고 화장실만 자주 들락거리게 된다.

그렇다면 물을 어떻게 마셔야 살도 빠지고 건강에도 도움이 되는 걸까? 자신에게 필요한 물 권장량이 하루 2L라고 했을 때 어쩌다 생각날 때, 한꺼번에 2L의 물을 다 마셔도 괜찮을까? 절대 아니다. 수분섭취에 있어서 중요한 것은 바로 타이밍이다. 얼마나 마시냐도 중요하지만 언제 마시냐가 훨씬 더 중요하기 때문이다.

일단 아침에 일어나자마자 체온과 비슷한 온도의 미지근한 물을 한 잔 마신다. 아침 공복에 물을 마시면 신진대사가 활발해지고 밤새 몸에 쌓인 체내 독소를 제거할 수 있다. 그뿐만 아니라 장의 기능을 촉진해 배변 활동에도 큰 도움을 주기 때문에 가벼운 몸으로 가뿐한 하루를 시작할 수 있다.

그리고 식사 1시간 전과 식사 1시간 후에 각각 한 잔씩 마신다. 식사 전에 마시는 물 한 잔은 포만감을 유지시켜줘 평소보다 적게 먹는

데 도움이 된다. 실제로 식사 30분 전에 마시는 200ml의 물 한잔이 포만감을 줘서 체중 감량에 큰 도움이 된다고 여러 연구 결과에서 밝혀지기도 했다. 하지만 식사 직후나 식사 중에 물을 마시면 소화 효소들이 물에 희석돼 소화불량이 생길 수 있으며 혈당이 상승해서 지방이 축적될 수도 있다. 따라서 식사 중에는 국이나 찌개 등으로 아주 조금만 수분을 보충해 주는 것이 좋다.

마지막으로 점심과 저녁 사이 오후 시간대에는 공복에 4~5잔을 마시고 잠들기 30분 전에 다시 한 잔을 마시면 하루 권장량의 물을 적절한 타이밍에 섭취할 수 있다. 점심과 저녁 사이인 오후 시간대에는 간식 대신 4~5잔의 물이나 차를 마시는데, 이때 수분을 보충해주면 체내 신진대사가 높아지고 배고픔을 없애는 데 도움이 된다. 그리고 밤새 자는 동안 수분이 빠져나가는 것을 보충해주기 위해 잠들기 30분 전 따뜻한 물 한 잔을 마시는 것이다.

물을 아무리 여러 차례 나눠 마신다고 해도 특유의 비린 냄새 때문에 힘들어하는 사람들도 있다. 그럴 때는 신체 순환과 지방 배출을 돕는 건강한 물을 달여서 마셔도 좋다. 맷돌호박(늙은호박), 옥수수수염, 적소두(약팥)가 순환과 배출을 돕는 대표적인 재료라고 할 수 있다.

겉이 노랗고 단단한 늙은호박은 맷돌처럼 둥글납작하다 해서 '맷돌호박'이라고도 불린다. 숙성기간이 길면 길수록 더 많은 영양소와 효능을 갖는 맷돌호박은 비타민, 미네랄 등의 영양소와 식이섬유가 풍부해 달여 마시면 정체된 수분을 배출시켜 부종을 줄여주고, 혈액순환을 원활하게 해서 뭉친 혈을 풀어준다. 끓여 마시면 V라인이 된다는 '옥수수수염'은 메이신 성분이 함유되어 있어 우리 몸에 불필요한 노폐물을 배출해서 몸이 가벼워지는 데 도움을 준다. 마지막으로 '적소두'라고도 하는 약팥은 비타민 B가 풍부하고 칼륨이 다량 함유되어 있는데, 체내 나트륨 배출을 촉진시켜 부기 제거에 큰 효과가 있는 식품이다.

이들 재료는 신진대사를 원활하게 도와 묵직한 아랫배를 시원하게 만드는 효과가 있어 다이어트에는 필수적인 식재료라 할 수 있다. 한방에서는 약재로 쓰일 만큼 효능이 뛰어나고 안전한 식재료라 끓여서 물 대용으로 마셔도 전혀 무리가 없다. 밍밍한 생수로 물 다이어트를 포기하고 싶을 때, 물의 비린 맛 때문에 물 마시기 힘들 때, 신체 순환을 돕는 재료를 달여서 '건강수'를 만들어 마시면 끝 맛이 구수하고 물리지 않기 때문에 훨씬 더 거부감이 없어진다.

운동 중에 물 마셔도 되나요?

물은 운동으로 가빠진 혈압과 심박수를 안정시키고 근육의 효율을 높이는 작용을 한다. 적당한 수분섭취는 운동 중이나 운동이 끝난 후에도 피로감을 덜 느끼도록 하고 기초대사량을 높이고 배변 활동을 촉진시켜 살이 빠지는 데 큰 도움이 된다.

■ 운동 전

운동을 시작하기 2시간 전부터 수분을 보충해주는 게 좋은데, 약 500~600ml 생수병 한 통 정도를 조금씩 나눠 마시도록 한다. 너무 차가운 물은 체내 흡수율이 떨어뜨리기 때문에 체온과 비슷한 온도의 따뜻한 물을 마셔 천천히 몸을 워밍업 시켜 주는 게 훨씬 좋다.

■ 운동 중

운동 중 땀을 많이 흘리면 무조건 좋다고 생각해서 수분보충은 무시하게 되는 경우가 많다. 하지만 땀의 배출로 탈수가 2%만 진행되어도 근력과 체력이 떨어지고 인지 능력과 집중력이 떨어져 매우 위험할 수 있다. 따라서 운동 중에 목이 마르지 않더라도 15분 정도의 간격을 두고 목을 축이는 정도로 수분을 보충해줘야 한다.

■ 운동 후

격렬한 운동을 했을 경우 운동 전과 운동 후 체중을 비교해 체중이 줄었다면 줄어든 체중의 약 1.5배의 물을 마셔야 빠져나간 수분을 채울 수 있다. 한 번에 많은 양의 물을 마시게 되면 혈액 속 나트륨이 희석돼 '저나트륨혈증'을 일으킬 수 있기 때문에 1시간에 걸쳐 조금씩 나눠 마신다.

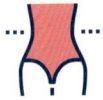

살찌고 싶지 않다면 밤에 자야 한다

"덴마크 다이어트에 지쳤나요? GI지수 따지면서 먹나요? 디톡스 다이어트, 따분한가요? 그렇다면 여기 최고의 고통 없는 다이어트 방법이 있습니다. 그냥 침대에 머물기!"

   영국의 한 일간지에 솔깃할 만한 다이어트법을 제안하는 기사가 실렸다. 잠만 잘 자도 살이 빠진다는 얘기다. 이 기사에서는 하루 1시간을 더 잘수록 1년에 약 4.5kg이 빠진다는 연구 결과를 소개하기도 했다. 이외에도 수면시간과 체중의 상관관계에 대한 임상시험 연구 데이터에는 상당히 흥미로운 내용들이 많다. 그중 한 가지는 영국 브리스톨대학 연구팀의 임상시험이다.

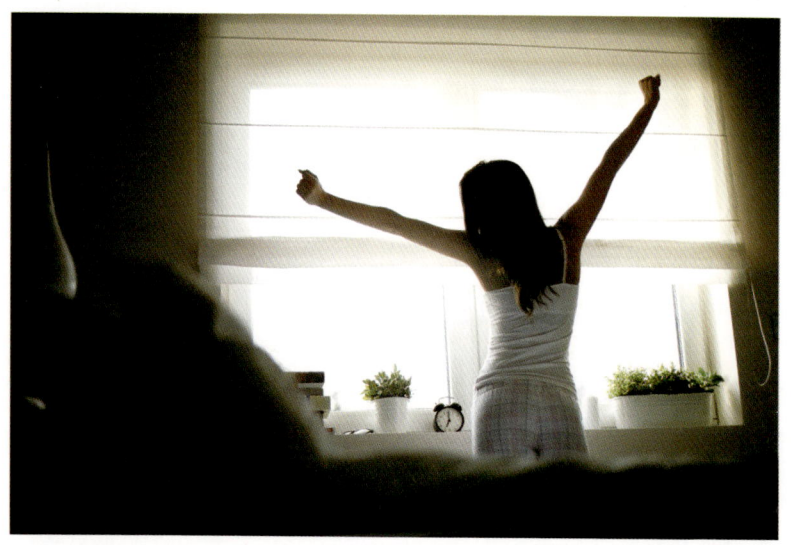

　일반인 1천 명에게 이틀간 수면시간을 10시간에서 5시간으로 줄이게 했더니, 곧바로 체중이 약 4% 증가했다. 연구팀은 그들의 혈액 샘플을 채취해서 식욕에 관련된 호르몬 수치를 확인했는데, 공복감을 느끼게 하는 호르몬인 '그렐린'은 15% 늘어났고, 포만감을 느껴 식욕을 억제하는 호르몬인 '렙틴'은 15%가 감소한 것을 확인했다. 렙틴이 줄어들면 우리 뇌는 체내 지방이 줄어든다는 신호로 받아들여 더 많은 음식을 먹도록 한다. 적게 자는 것 하나만으로 식욕을 억제하는 렙틴 호르몬은 줄어들고, 더 많이 먹게 만드는 그렐린 호르몬이 증가하기 때문에 음식의 섭취량이 늘고, 결국 살이 찔 수밖에 없을 것이라는 추론을 가능하게 하는 연구 결과다.

실제로 잠을 충분히, 제대로 자면 살이 빠질 수 있다. 성인 기준으로 취침 전후 체중이 최대 1kg까지 줄어들 수도 있다는 연구 결과가 있다. 몇 시간 동안 죽어라 운동을 한 후에 체중계에 올라가도 체중 변화는 거의 없지만, 잠만 잘 자도 살이 쑥쑥 빠진다면 영국 일간지의 그 기사처럼 그야말로 '최고의 고통 없는 다이어트 방법'이 아닐까?

수면시간은 우리 몸의 신진대사가 활발히 진행되는 시간이다. 특히 호르몬을 생산, 분비하는 내분비계는 우리가 깨어있는 시간보다 오히려 더 바쁘게 돌아간다. 깨어있는 동안에는 움직이는 활동에 많은 에너지를 쓰고, 수면시간에는 내일 활동을 위해서 우리 몸의 화학 공장을 열심히 돌린다고 보면 된다. 즉, 신체의 성장과 복구에 연관된 호르몬들은 우리의 의지대로 움직일 수 없는 수면시간에 분비되는 종류가 매우 많다는 얘기다.

우리가 잠든 사이 분비되는 대표적인 호르몬 중에 성장호르몬이 있는데, 성장기에는 뼈와 근육의 성장을 촉진하는 작용을 하지만, 성인이 된 후에는 근력을 증가시키고 지방 분해를 촉진하는 역할을 한다. 보통 오후 10시에서 오전 4시 사이에 많이 분비되는데, 분비량의 사이클로 보면 새벽 2시가 피크타임이다. 그러니 오후 10시 이전에 잠드는 것이 가장 좋고, 적어도 12시 이전에는 잠이 들어야 체지방을 분해하는 기특한 성장호르몬의 효과를 제대로 볼 수 있다. 일단 잠이 들면 적어도 7시간 이상 수면을 이어가는 것이 좋지만 10시간을 넘게 자고도 피곤하거나 계속 자고 싶다면 꼭 수면검사를 받아보는 것이 좋다.

어렸을 때 어른들은 "일찍 자야 쑥쑥 큰다."라는 말씀을 자주 하셨다. 지금 돌이켜 생각해보면 우리 어른들은 참 신기하다. 그 옛날, 성장호르몬 분비에 대한 과학적이고 근거 있는 이야기를 하셨으니 말이다. 살을 빼고 싶다면 지금부터라도 새 나라의 어린이 생활 패턴으로 돌아가, 일찍 자고 일찍 일어나는 다이어터가 되어야 한다.

살 빠지는 수면습관 4가지

① 10시 이전에는 잠든다

성장호르몬은 보통 밤 10시에서 오전 4시 사이에 분비되는데, 분비량의 사이클로 보면 새벽 2시가 피크타임이다. 되도록 10시 이전에 잠드는 것이 좋고, 적어도 12시 이전에는 잠들어 7시간 수면을 이어가야 한다.

② 잠들기 1시간 전에는 전자기기 사용을 금한다

암흑 속에서 잠들어야 한다. 잠자기 1시간 전에는 TV나 스마트폰을 멀리하라는 얘기가 있다. 모니터와 스마트폰, 형광등의 청색광 때문이다. 오후 6~7시를 기점으로 체온이 서서히 내려가면서 활성화된 몸의 활동 스위치를 하나씩 하나씩 내려야 하지만 청색광에 지속적으로 노출되면, 생체시계에 교란을 가져와 성장호르몬이 제대로 분비되지 않을 수 있다.

③ 방 온도는 20도 정도로 살짝 서늘한 게 좋다

체온이 낮아져야 잠에 막 빠져드는 입면 단계로 접어드는데, 방 온도가 높으면 수면에 방해가 될 수 있다. 더불어 방 온도가 서늘하면 자는 동안 체온 유지를 위해 에너지를 더 써서 칼로리 소모를 유도할 수 있다.

④ 잠들기 3~4시간 전에 운동과 샤워를 끝내야 한다

운동과 샤워는 가능하면 아침에 하고, 저녁에 꼭 해야 한다면 잠들기 3~4시간 전에는 마쳐야 한다. 운동 후 3시간 정도는 각성 효과가 지속되어 잠들기가 어려워질 수 있고, 샤워는 일시적으로 체온을 높여 빠른 수면 진입이 어려워진다.

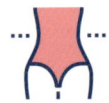

좋은 탄수화물, 나쁜 탄수화물 가려내는 안목을 키워라

요즘 혈당이나 체중을 조절을 하겠다고 하는 사람들이 가장 먼저 하는 게 아마 '탄수화물 멀리하기'일 것이다. 무조건 '탄수화물 줄여야 돼.', '탄수화물 안 먹어.'라고 버릇처럼 말하는 사람들이 많다. 탄수화물이 언제부터 이렇게 찬밥 신세가 됐을까? 탄수화물을 갑자기 확 줄이면 단기간에 체중이 줄긴 한다. 살이 빠졌다고 생각하기 쉽지만 체성분을 측정해보면 체중과 함께 근육량도 빠져있는 걸 확인할 수 있다. 탄수화물을 극도로 제한하면 처음에는 체내 단백질인 근육이 분해되기 때문이다.

이렇게 탄수화물을 갑자기 끊게 되면, 그리고 그 기간이 지속되면 심리적인 허기가 몰려온다. 체중이 줄어드는 기쁨과 함께 나른해지고 무기력해지고 우울한 느낌이 하루 종일 지속되는 것이다. 그리고 단백질, 지방을 아무리 배부르게 먹어도 머릿속에서는 흰쌀밥, 국수, 케

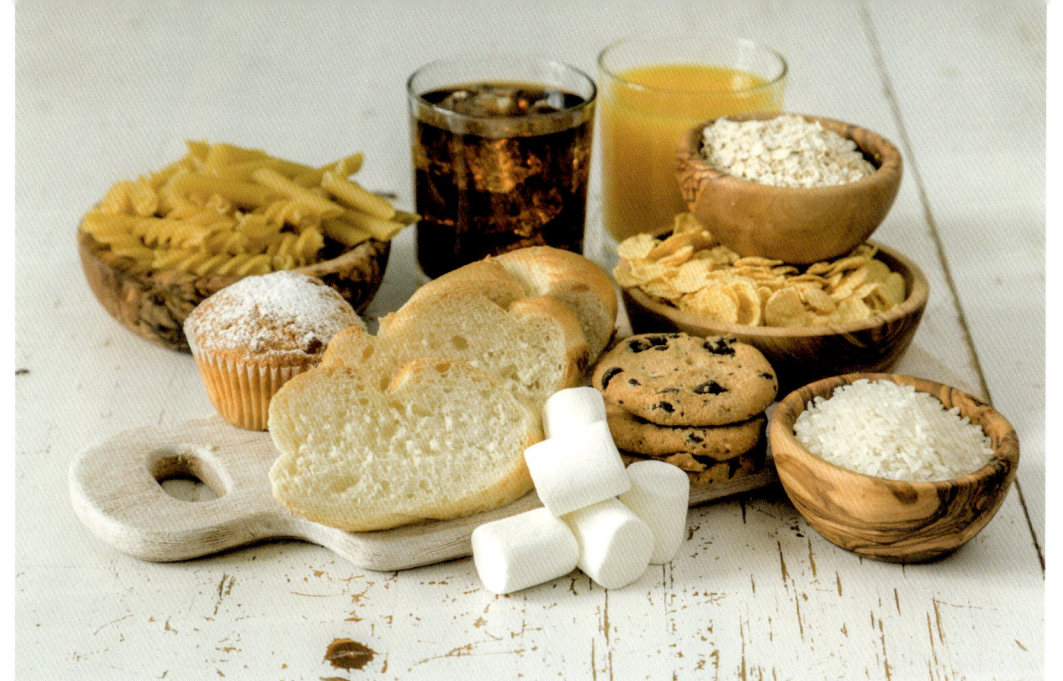

이크, 과자, 믹스커피 같은 탄수화물이 자꾸 떠오르게 된다. 이 과정에서 참지 못하고 탄수화물 폭식을 하게 되면 요요가 오게 되어 다이어트에 실패할 가능성이 매우 커지게 된다.

    탄수화물을 끊는 게 생각보다 쉽지 않다. 왜 우리 몸은 간절하게 탄수화물을 원하는 걸까? 탄수화물은 우리 몸에 있어서 아주 중요한 영양소다. 탄수화물이 중요한 이유는 첫째, 뇌의 유일한 에너지원이기 때문이다. 다른 장기는 탄수화물과 지방을 골고루 에너지원으로 쓰지만, 뇌에서는 오로지 탄수화물을 분해한 포도당만을 에너지로 사용한다. 우리 몸이 사용하는 에너지 중 약 20%가 뇌를 통해 소비되기 때문에 탄수화물이 제대로 공급되지 않으면 우리 몸은 비상 상태를 선포하고, 간에서 지방을 분해해서 포도당을 만들어 뇌로 보낸다.

둘째, 탄수화물은 근육을 유지하는 데 필수적인 영양소이다. 흔히 근육을 키우려면 단백질을 많이 먹어야 한다고 생각하는데, **근육을 지키고 늘리려면 탄수화물도 반드시 필요하다.** 탄수화물이 근육의 분해를 막아주기 때문이다. 앞서 언급했듯이 탄수화물을 안 먹으면 근육량이 확 떨어진다. 탄수화물이 부족해지면 우리 몸은 필요한 에너지를 근육에서 먼저 빌려 쓰기 때문이다. 이 과정에서 근육이 줄어드는 것이다. '근육을 좀 키워야겠다.'라고 생각하면 일단 밥부터 끊고, 닭가슴살, 단백질 셰이크만 먹는 사람들이 종종 있는데, **탄수화물이 없는 고지방식이나 고단백식은 칼슘 흡수율을 감소시키고 골 손실을 촉진해서 골다공증의 위험을 높이기도 하니 특히 주의해야 한다.**

셋째, 탄수화물은 장수의 비결일 수도 있다. 호주 연구팀이 동물 실험을 통해서 저단백 고탄수화물 식단이 장수에 가장 도움이 되는 식단이라고 발표한 바 있다. 또 미국의 유명한 세포생물학자가 세계적으로 유명한 장수마을인 일본 오키나와의 식단으로 장수의 비결을 분석한 결과도 흥미롭다. 100세 이상 장수하는 노인들의 식사가 우리가 흔히 구황작물이라고 하는 고구마를 주식으로 하고 여기에 콩으로 만든 된장, 그리고 가끔 먹는 생선과 채소뿐이라는 것이다. 영양소의 비율을 살펴보니 단백질 10 : 지방 10 : 탄수화물 80의 극단적인 고탄수화물 식단이었는데, 고기와 쌀이 귀할 만큼 궁핍했던 가난함이 그들을 장수로 이끈 비결이라고 설명할 수도 있을 법한 얘기다.

이렇게 뇌의 유일한 에너지원이자 근육을 지키는 탄수화물을 '적게 먹어서는 안 된다, 오히려 많이 먹는 게 장수의 비결일 수도 있다.'라고 해서 무작정 먹고 싶은 탄수화물을 많이 섭취하라는 뜻은 아니다. 여기서 중요한 것은 '좋은 탄수화물'과 '나쁜 탄수화물'을 가려서 먹어야 한다는 것이다. 혈당과 체중을 조절할 때 무조건 탄수화물 자체를 끊을 게 아니라, 혈당을 빨리 올리고 중성지방을 만드는 '나쁜 탄수화물'을 끊어야 한다. 그리고 우리 몸에 좋은 역할을 하는 '좋은 탄수화물'은 충분히 먹는 게 중요하다는 것이 핵심이다. 다만 여기서 오해하지 말아야 할 것은 나쁜 탄수화물이라고 해서 우리 몸에 다 나쁘다는 건 아니다. 물론 백해무익한 탄수화물도 있지만, 혈당과 체중조절을 하는 사람들에게는 그 조절을 어렵게 하는 역할을 맡고 있기 때문에 나쁘다고 이야기하는 것이다.

간혹 50대 이후에는 탄수화물 섭취를 제한해야 한다는 주장을 하는 이들도 있다. 대사량이 점차 낮아지면서 탄수화물을 먹으면 에너지로 쓰이는 것보다 지방으로 저장되는 것이 많아 비만의 원인이 된다는 이유에서다. 하지만, 여기서 섭취를 제한해야 한다는 탄수화물은 그냥 탄수화물이 아니라 '나쁜 탄수화물'을 말하는 것이다. 따라서 좋은 탄수화물과 나쁜 탄수화물을 구별하는 안목을 키우는 것이 우리 몸에 꼭 필요한 탄수화물을 제대로 보충할 수 있는 방법이다.

혈당과 체중조절을 힘들게 만드는 나쁜 탄수화물 구분하기

혈당과 체중조절을 힘들게 만드는 나쁜 탄수화물은 딱 한 가지만 생각하면 된다. 입에 넣자마자 느껴지는 강렬한 단맛의 음식들, 주로 콜라, 사이다, 주스 같은 단 음료나 흰쌀밥, 떡, 빵, 초콜릿, 과자, 사탕, 국수, 과일 같은 음식이다. 이렇게 찾는 단맛의 정체는 포도당, 액상과당, 과당, 유당, 설탕, 꿀, 시럽 등이 들어있기 때문이다. 보통 이런 종류의 당을 당류 또는 단순당이라고 하는데, 이런 음식들은 혈당을 빠른 속도로, 많이 올리게 되고, 높은 혈당을 빨리 내리기 위해 인슐린이 다량 분비되면서 혈중 포도당을 필요 이상으로 저장하게 된다. 이런 상태가 지속되면 중성지방이 증가하게 된다. 그중 가장 문제가 되는 당류는 가공식품에 첨가되는 액상과당이다. 달디 단 청량음료에만 든 게 아니고, 빵, 과자, 즉석식품 등등 대부분의 가공식품에는 액상과당이 첨가되어 있다. 액상과당이 문제가 되는 이유는 에너지원으로 거의 쓰이지 않는다는 것이다. 당분을 섭취하면 포만감을 주는 렙틴과 혈당을 낮추는 인슐린이 분비되는데, 액상과당은 에너지로 쓰이지 않기 때문에 아무리 많이 먹어도 배가 부르다는 느낌이 들지 않는다. 액상과당이 렙틴과 지방저장 호르몬인 인슐린의 저항성을 높이고, 식욕 촉진 호르몬인 그렐린의 수치에도 영향을 줘서 과식을 유발하게 되는 것이다.

씹어야만 느낄 수 있는 단맛, 좋은 탄수화물 구분하기

좋은 탄수화물도 한 가지만 생각하면 된다. 씹어야만 느낄 수 있는 단맛이다. 가장 대표적인 것이 통곡물과 뿌리채소다. 먹기 힘든 외피만 제거한, 정제되지 않은 곡물인 현미, 통밀, 보리, 메밀, 귀리, 호밀, 조, 수수, 율무, 기장 등등 우리가 자주 먹지 않는 것들, 입에 좀 까끌까끌하고 많이 씹어서 넘겨야 하는 것들이 모두 통곡물에 속한다. 뿌리채소 하면, 고구마, 감자, 무, 양파, 마늘, 당근처럼 하나같이 딱딱하고 삶거나 구워서 먹는 게 대부분이다. 그런데 이렇게 거친 통곡물과 뿌리채소도 입에 넣고 오래 씹으면 은근한 단맛이 올라온다. 정제 탄수화물이 줄 수 없는 아주 매력적이고 풍부한 단맛이다.

통곡물의 가장 큰 매력은 우리가 잘 알면서도 모르는 탄수화물, 바로 식이섬유가 풍부하다는 점이다. 우리가 장 건강을 위해서 일부러 찾아서 먹는 식이섬유도 탄수화물의 일종이다. 정말 멋진 건, 살 빠지는 탄수화물이라는 점이다. 식이섬유는 인체에서 소화가 되지 않기 때문에 열량을 거의 내지 않고, 포도당으로 분해되는 탄수화물이라도 식이섬유소와 함께 먹으면 소화 흡수가 늦어져서 혈당이 많이 오르지 않는다. 또한 체내에서 수분을 흡수하기 때문에 포만감을 유지할 수 있다. 게다가 불용성 식이섬유소는 장을 통과하면서 노폐물이나 유해물질 등을 깨끗이 쓸어내기 때문에 변비나 대장암 예방에 좋고, 수용성 식이섬유소는 장내 유산균의 먹이가 되기 때문에 유익균이 잘 살

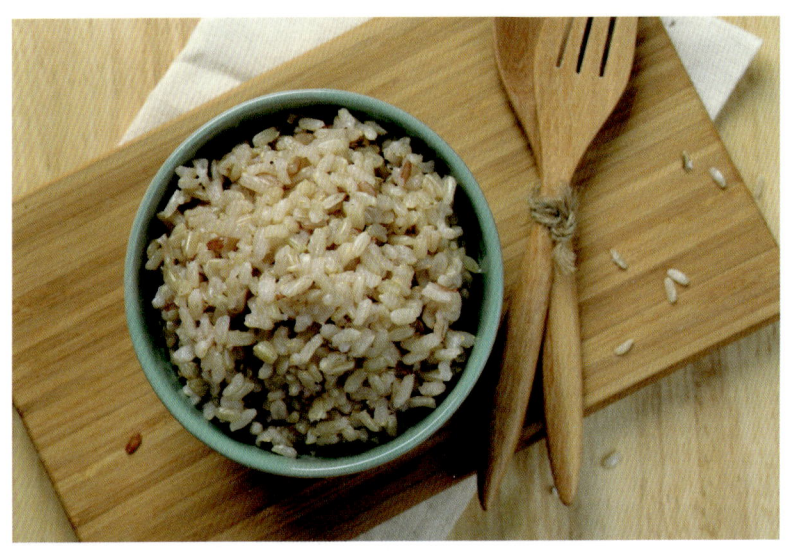

수 있는 환경을 만들어준다. 우리가 혈당과 체중을 관리할 때 식이섬유 섭취를 강조하는 것도 이런 이유 때문이다. 뿐만 아니라 통곡물은 단백질, 식이섬유소, 비타민 B, 항산화영양소를 비롯한 각종 영양소와 철, 아연, 구리, 마그네슘 같은 무기질이 풍부하다. 비타민 중에서도 항산화성분의 비타민 E, 그리고 에너지와 활력을 얻는 데 필수적인 비타민 B군이 풍부하고, 무기질 중에서는 마그네슘, 크롬 함량이 높기 때문에 혈당 조절에도 도움이 된다. 우리가 정제된 탄수화물을 먹는다는 건, 이 좋은 여러 가지 성분을 다 깎아서 버리고, 빈 껍질인 '당'만 먹는다는 걸 의미한다.

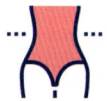

근육보험 들려면
단백질 섭취방법부터 바꿔야 한다

행복한 노후에 가장 필요한 보험 하면 연금보험, 퇴직보험, 치매보험 등 여러 가지를 들 수 있다. 하지만 뭐니 뭐니 해도 가장 중요한 건 '근육보험'이다. 나이가 더 들기 전에 미리 근육을 만들고 근력을 지속적으로 관리하는 것이 일명 근육보험인데, 살아있는 동안 끝까지 걷고, 끝까지 움직이고, 끝까지 안 아프려면 근육이 무엇보다 중요하다는 얘기다. 그런데 왜 근육보험이라는 말까지 써가면서 근육을 지켜야 할까? 안타깝게도 노화의 과정으로 근육도 줄어들기 때문이다.

40대부터 우리 몸은 근육량과 근육밀도가 급격하게 감소해 1년에 약 1%씩 줄어들게 된다. 근육은 기초대사량의 60%를 차지할 만큼 많은 에너지를 쓰기 때문에 똑같이 먹고 똑같이 활동해도 근육량이 적으면 에너지 소모는 줄어들고, 남은 열량은 지방으로 축적된다. 팔 다리는 가늘고 배에 인격이 가득해지는 내장지방으로 진행되기도 쉽다.

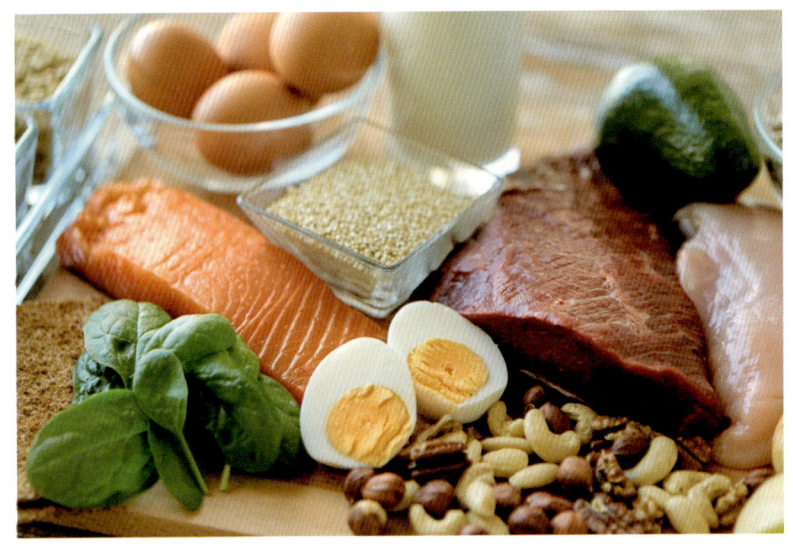

　내장지방이 많아지면 무거워진 복부를 받치는 하체의 인대와 근육이 탄력과 유연성을 잃기 쉽고, 순발력도 떨어진다. 옛날 한창 때를 생각해 격한 활동을 하면 무릎, 엉덩이, 척추, 허리에 부담이 가고 척추질환이 오기도 쉽다. 그래서 조금이라도 더 줄기 전에 꾸준한 운동과 건강한 식습관으로 근육을 만들어놓는 근육보험이 중요하다는 것이다.
　근육을 만드는 영양소, 하면 가장 먼저 단백질을 떠올린다. 단백질은 근육 조직을 구성하는 기본단위인데, 우리가 단백질을 섭취하게 되면 소화 과정에서 20여 종의 아미노산으로 분해되고, 이 아미노산은 근육을 생성하고 유지하는 역할을 하게 된다. 그뿐만 아니라 우리 몸의 호르몬과 효소 역시 단백질이다.

다이어트를 할 때도 단백질은 아주 중요한 역할을 한다. **단백질은 배고픔을 느끼게 하는 그렐린 호르몬의 분비를 억제해서 포만감을 주는 역할을 하기도 한다.** 그런데 우리나라처럼 쌀이 주식인 탄수화물 위주의 식단에서는 단백질 섭취가 많이 부족한 편이다. 60세 이상 두 명 중 한 명은 단백질을 하루 권장량 이하로 섭취하고 있다는 국내의 연구결과를 봐도 우리 국민의 단백질 섭취량은 풍부하지 않다는 것을 확인할 수 있다.

일주일에 한두 번 정도 고기를 양껏 먹고 '단백질을 충분히 섭취했다.'라고 말하면 안 되는 이유는 단백질은 우리 몸에 저장되지 않고 나머지는 지방으로 축적되거나 몸 밖으로 배출되기 때문이다. 그래서 **매일, 적당량을 먹는 것이 가장 바람직한 단백질 섭취 방법이다. 단백질의 1일 권장량은 자신의 체중(kg)×1g으로 보면 된다. 50kg의 여성은 하루 50g, 70kg의 남성은 70g의 단백질을 섭취하면 된다.** 단, 60세 이상인 사람은 단백질 섭취량을 체중(kg)×1.2g 정도로 더 많이 섭취해야 신체 기능 유지에 유리하다. 체중이 70kg이면 약 84g 정도 섭취하면 된다.

그런데 단백질을 충분히 섭취하는 것도 중요하지만, 어떤 단백질을 어떻게 섭취하는지도 매우 중요하다. 무조건 단백질을 많이 먹는다고 해서 건강한 근육을 유지할 수 있는 것은 아니기 때문이다. 단백질은 크게 동물성 단백질과 식물성 단백질로 구분할 수 있다. 동물성 단백질이라고 하면 소고기, 돼지고기, 닭고기, 오리고기, 계란, 우유, 생선 등을 들 수 있고 식물성 단백질로는 대표적으로 콩, 그리고 콩으로 만든 콩물, 두유, 두부가 있고 호박씨, 땅콩, 아몬드 등의 견과류를 들 수 있다.

동물성 단백질은 섭취시 포만감을 느끼게 해주지만 포화지방산, 콜레스테롤 등의 함량이 높고, 열량도 높기 때문에 비만의 확률이나 심혈관질환, 암 등 만성질환의 위험도 높아진다. 반면 식물성 단백질은 다양한 항산화물질, 항암물질이 풍부하고, 특히 콩의 이소플라본은 혈중 콜레스테롤을 낮추고 동맥 확장에 도움을 줘서 심혈관질환 예방 효과를 기대할 수 있다. 그러나 식물성 단백질은 흡수율이 낮고, 우리 몸에 꼭 필요한 9가지 필수아미노산을 모두 보충할 수 없다는 치명적인 단점이 있다. 따라서 이들 단백질을 효과적으로 섭취하는 세 가지 방법을 꼭 기억해두고 식사 때마다 실천해서 건강한 근육을 유지하고 생성할 수 있어야 한다.

동물성 단백질과 식물성 단백질을 섞어 먹는다

동물성과 식물성 단백질을 적절하게 섞어서 섭취한다면 체내에서 단백질 합성 효율을 훨씬 더 높일 수 있다. 같은 양의 단백질을 먹어도 흡수되는 양이 더 많아진다는 건데, 동물성 단백질의 포만감도 느낄 수 있고, 식물성의 혈중 콜레스테롤 감소 효과나 단백질 합성 증가 등

두 가지 장점을 같이 취할 수 있다는 장점도 있다. 우선 식물성 단백질을 동물성 단백질보다 두 배로 먹는다고 생각하면 된다. **식물성 2 : 동물성 1로 먹는 것인데, 보통 소 등심 100g에는 단백질이 21g 정도 들어있다. 소고기 100g으로 21g의 동물성 단백질을 섭취했다면, 식물성 단백질을 42g 섭취하면 된다.** 보통 땅콩 100g에는 26g의 단백질이 함유되어 있는데, 아몬드, 호박씨 등의 견과류가 비슷한 함량이다. 견과류를 틈틈이 간식으로 섭취하고 두부, 콩물, 익힌 콩들을 보충해 식물성 단백질 섭취량을 동물성 단백질 섭취량의 2배 정도로 늘리면 이상적인 하루 단백질 섭취가 완성된다. 특히 과체중인 경우 식물성 단백질의 비율을 좀 더 늘리면 체중조절의 효과도 기대할 수 있다.

동물성 단백질은 가급적 지방과 함께 먹는다

혈당 관리나 다이어트를 하는 사람들은 채소와 단백질로만 식단을 구성하려는 경향이 있다. 그러나 지방을 함께 섭취해야 혈당 수치나 인슐린 자극을 덜 받게 된다. 계란을 예로 들어보자. 지방이 적은 계란 흰자만 먹었을 때 GI지수는 55다. 그리고 콜레스테롤, 지방이 많다고 알려진 계란 노른자만 먹었을 때 GI지수는 15다. 그런데 흥미로운 것은 계란 전체, 그러니까 흰자와 노른자를 같이 먹었을 때 GI지수는 21로 낮아진다는 것이다. 지방이 없는 단백질보다 지방과 함께 단백질을 먹었을 때 인슐린 분비 자극이 적다는 걸 알 수 있다. 따라서 고기를 먹을 때는 살코기만 먹기보다는 지방을 조금 곁들여서 먹고, 우유를 먹을 때도 저지방 우유보다는 일반 우유를 먹는 것이 인슐린 저항성 개선에는 더 도움이 된다.

단백질을 정제 탄수화물과 먹으면 인슐린을 자극한다

정제 탄수화물 하면 흰쌀밥, 냉면 같은 국수, 빵, 콜라, 사이다 같은 청량음료를 들 수 있다. 흔히 고깃집에서 고기를 양껏 구워 먹고, 후식으로 냉면이나 공깃밥을 먹고, 입가심으로 청량음료를 먹는 경우가 여기에 해당된다. 간단하게 한 끼를 때우는 햄버거 세트도 마찬가지다. 소고기 패티 위아래로 빵이 있고, 튀긴 감자도 집어먹으면서 목 막히면 간간이 콜라도 마시게 되는 이런 조합은 인슐린을 더욱 자극시켜서 인슐린 저항성을 악화시킬 수 있다. 다이어트를 하는 사람이라면 절대 눈길도 둬서는 안 되는 조합이라고 할 수 있다. 단백질과 탄수화물을 함께 먹을 때, 그러니까 고기를 먹을 때는 흰쌀밥보다는 현미밥, 콩밥을 먹도록 하고 햄버거나 샌드위치는 통곡물빵, 호밀빵을 선택해서 먹는 것이 현명하다.

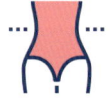

가짜 배고픔, 이렇게 해결하라

식사 때만 되면 눈치 없이 꼬르륵거리는 배꼽시계. 이 배꼽시계는 아침, 점심, 저녁을 먹기 전에 식욕을 촉진하는 그렐린 호르몬의 분비가 급증해서 나타나는 현상이다. 꼬르륵 소리가 들리고, 허기가 지면서 뭐라도 좀 먹고 싶다는 욕구가 강렬해진다. 그래서 음식을 입에 넣게 되면 그렐린의 양이 급격히 적어지고, 렙틴의 양이 점점 증가해 포만감이 들게 된다.

이처럼 렙틴과 그렐린은 서로 천칭저울처럼 작용한다. 앞에서 이야기한 것처럼 렙틴은 지방세포에서 분비되고 포만감을 느끼게 하는 호르몬이다. 포만감을 통해 음식을 그만 먹게 하고, 우리 몸을 에너지 저장 모드에서 소비 모드로 전환시키는 호르몬이다. 반대로 그렐린은 주로 위에서 만들어져서 소장과 뇌시상하부에서 분비되는데 식욕을 증가시켜 우리 몸의 에너지를 채우는 호르몬이다. 렙틴이 많으면 그렐린이 적어지고, 렙틴이 적어지면 그렐린이 증가하는 방식인데, 렙틴과 그렐린이 조화롭게 잘 조절되면 과식하지 않고 에너지의 밸런스를 맞추게 된다.

문제는 이 밸런스가 깨지면 먹어도 포만감을 느끼지 못하고 배가 고픈 상태가 지속되면서 렙틴, 그렐린이 모두 다 고농도인 상태가 된다. 과식을 비롯한 잘못된 식습관, 인슐린 저항성으로 렙틴이 많이 나와도 뇌가 그 신호를 제대로 받지 못하면 우리 몸은 포만감을 느끼지 못하고 계속 공복 호르몬인 그렐린을 분비해내는 상태가 되는 것이다. 이미 앞에서 여러 차례 언급했지만 이런 증상을 렙틴 저항성이라고 한다. 이런 경우에는 포만감도 느끼지 못하고, 허기와 식욕도 구분하지 못하는 상태가 되기 쉽다.

허기와 식욕은 둘 다 음식을 원하는 욕구인데, 다이어트를 말할 때 허기가 아닌 식욕을 다스려야 한다고 말한다. 그리고 종종 식욕을 '가짜 허기'라고도 말한다. 왜 가짜라고 할까? 욕구를 해소하는 최종 목적이 음식이 아닐 가능성이 높기 때문이다. '가짜 허기'라고 불리는 식욕이 어떤 모습으로 나타나는지, 그리고 어떻게 해결하면 되는지 그 방법을 알고 실천에 옮긴다면 다이어트 성공에 한 발 더 다가갈 수 있게 될 것이다.

목이 마르면 배고파진다

<u>목이 마르면 배고픔을 느끼는데, 우리 뇌가 갈증을 배고픔으로 착각하면서 벌어지는 증상이다.</u> 이런 증상은 특히 물을 잘 마시지 않아서 만성탈수가 있는 사람에게 자주 나타난다. 우리 몸의 수분이 1~2% 정도만 부족해서 정상범위에서 약간 벗어난 상태가 3개월 이상 지속되면, 이 상태에 몸이 적응해버리는 만성탈수가 일어날 수 있다. 따라서 뇌가 목마르다고 신호를 보내지 못하고, 그저 몸에 뭔가 부족하다고만 착각해서 음식을 먹으라고 신호를 보내는 것이다. 그러니 무언가 먹고 싶어질 때는 일단 물 한 잔을 천천히 마셔보고 다시 한 번 생각해보는 것이 바람직하다.

스트레스를 받으면 배고파진다

스트레스 해소한다고 매운 음식, 기름진 음식 마음껏 먹고 나면 정말 스트레스가 해소될까? 잠시 기분전환은 될 수 있어도 스트레스 자체가 해소되기는 어렵다. 스트레스 호르몬인 코르티솔이 렙틴과 그렐린에 영향을 주기 때문에 생기는 증상인데, 스트레스를 받아서 코르티솔 수치가 높아지면 우리 몸은 스트레스로부터 우리 몸을 보호하기 위해서 에너지 저장 모드로 변환하게 된다. 렙틴을 줄이고 그렐린을 늘려서 뭔가 더 먹어서 에너지를 축적하도록 만드는 것이다. 그런데 이런 증상이 일시적이 아니라 만성 스트레스 상태에 빠지면 렙틴의 신호가 제대로 전달되지 않는 렙틴 저항성이 생기게 된다. 렙틴의 그만 먹으라는 신호가 전달되지 못하면 그렐린이 계속 분비되어 맵고 기름지고 단 음식을 계속 찾게 되는 것이다. 스트레스를 먹는 것으로 풀지 않으려면 나만의 소확행 한두 개 정도 찾아두었다가, 스트레스가 맵고 기름진 음식을 호출할 때 그 소확행으로 현명하게 가짜 허기를 비껴갈 수 있어야 한다.

졸리면 배고파진다

밥 먹고 나면 나른하니 졸음이 몰려올 때가 많다. 그런데 반대로 졸리면 배고픔을 느낄 때도 있다. 수면이 부족하면 뇌에서 우리 몸을 에너지 고갈 상태로 인식해서 식욕을 촉진하는 그렐린 분비를 증가시킨다. 그것도 빠른 시간에 혈당을 올릴 수 있는 설탕이나 정제 탄수화물, 기름진 음식, 자극적인 음식을 찾게 된다. 6시간 이상 수면을 취하지 못하면 식욕을 촉진하는 호르몬인 그렐린이 늘어나고, 식욕을 억제하는 호르몬인 렙틴은 감소한다는 미국의 연구 결과도 보고된 바 있다. 배가 고픈데 피곤하기도 하다면 먹고 잠들지 말고 일단 잠을 청해보는 게 다이어트에 더 유리하다는 사실, 꼭 기억하기 바란다.

외로우면 배고파진다

외로운 감정에 빠지면 평소보다 심한 공복을 느끼게 된다. 실제로 50대 여성을 대상으로 한 미국의 연구에서 외로움을 많이 느낀다고 답한 여성들의 그렐린 수치가 높은 경향을 보였다고 한다. 외로움이 공복을 불러오는 이유를 학자들은 진화론적 입장으로 접근한다. 식사라는 행위가 생존을 위한 것이기도 하지만 사회적 유대감을 높이는 활동의 일종으로 인식된다는 것인데, 외로움을 느끼게 되면 우리 몸은 식사가 유대관계를 높이는 도구라는 점을 기억하고 공복 신호를 보내게 된다는 주장이다. 단, 이런 현상은 비만인 과체중 여성에게는 해당이 되지 않을 수 있다. 어쨌든 외로움으로 배가 고프다면 식사부터 하기보다는 친구나 가족에게 전화 한 통 걸어보자. 안부도 묻고 이런저런 수다도 떨다가 그때도 배고픔이 지속된다면 진짜 허기일 수 있다.

새벽 1시에 깨어있으면 배고파진다

그렐린은 수면 중에 분비되는 성장호르몬을 촉진하는 역할을 한다. 성장호르몬은 주로 밤 10시부터 새벽 2시까지 활발하게 분비되는 것이 특징이라 그렐린 역시 새벽 1시에 분비가 왕성해진다. 그러니 새벽 1시에 깨어있으면 저녁을 많이 먹거나 늦게 먹었어도 출출함을 느낄 수밖에 없다. 새벽 1시가 되기 전에, 적어도 10시에서 11시 사이에 잠드는 게 성장호르몬을 통해 공짜 다이어트도 할 수 있고 그렐린이 부추기는 야식의 유혹에서도 벗어나는 길이라는 것을 명심해야 한다.

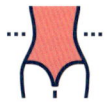

체질에 따라 몸을 순환시키는
방법도 달라져야 한다

살이 찌는 것은 기혈순환이 제대로 되지 않아 노폐물이 쌓여 일어나는 대표 증상이다. 혈액이 뭉치거나, 수분이 쌓이거나, 지방이 쌓여 기혈순환이 제대로 되지 않는 세 가지 유형 중 내가 어느 유형에 더 가까운지 파악해 그에 따른 순환의 문제를 짚어봐야 한다.

혈액순환이 안 되어 살이 찌는 유형

얼굴에 여드름, 기미 등 피부 트러블이 잦다

임신으로 급증한 에스트로겐과 프로게스테론은 출산 후에 급격히 감소한다. 불안정한 상태의 호르몬은 피부 트러블을 유발하기도 한다. 체내의 뭉친 혈액이 제대로 배출이 안 되었다던가, 대량의 출혈로 인한 허열이 유발되어 혈액순환이 좋지 않거나, 혹은 소화기 계통이 좋지 않거나, 변비가 있거나, 신장이 약하거나, 자궁이 냉할 때 기미와 피부 트러블이 생기기 쉽다.

 부기를 없애고 피부를 지켜주는 맞춤 솔루션

1 | 복숭아를 섭취한다

복숭아는 혈행을 촉진하고 이뇨작용을 하므로 몸에 부기를 없애고 신진대사를 활발하게 해준다. 따라서 살이 찌기 쉬운 체질을 개선하는 효과도 있다. 특히 피부 미백 효과가 있어서 자외선에 의한 피부 손상을 억제하며 피부 주름을 없애는 콜라겐을 만들어낸다. 당 성분이 많은 통조림보다는 제철에 원물을 섭취하는 것이 좋다.

2 | 주 2회, 감초팩을 한다

감초의 글리시리신이라는 성분은 기미를 만드는 티로시나아제라는 효소의 작용을 억제하는 기능이 있다. 일반적으로 미백에 사용하는 비타민 C보다 색소를 제거하는 효능이 우수하며 진정 및 소염 작용도 뛰어난 것으로 알려져 있다. 감초 끓인 물을 수건에 적셔 스팀타월처럼 얹어주거나, 감초가루를 우유나 요거트에 섞어 얼굴에 발라준 후 15~20분 후에 씻어낸다.

3 | 쌀뜨물 세안을 한다

쌀뜨물은 미백효과와 보습효과가 좋아 예로부터 기미나 주근깨 예방에 많이 애용된 방법이다. 쌀을 처음 씻은 물은 버리고 두 번째 씻은 물을 미지근하게 하여 비누 세안한 후 얼굴 전체를 여러 번 씻어주고 미지근한 맑은 물로 헹궈낸다. 아침, 저녁으로 세안하면 좋다.

스치기만 해도 멍이 잘 든다

멍이 잘 든다는 것은 혈액순환 장애를 알리는 신호와도 같다. 막혀서 흐르지 못하고 정체되어 순환되지 않는 비생리적인 혈액인 뭉친 혈액이 많아 혈액순환이 잘 안 되고, 그럴수록 뭉친 혈액이 더 증가하는 악순환을 유발할 수 있다. 임신 전에도 생리통이 있었거나 하체에 이유 없이 멍이 잘 드는 경우가 많았다면, 출산을 치르면서 뭉친 혈액이 생겨 순환장애가 더욱 심해지는 경우도 있다.

 혈액 순환을 돕는 맞춤 솔루션

1 | 하루 15분~30분씩 전신순환 운동을 생활화한다
하루 적어도 15분~30분 정도 전신순환을 돕는 운동을 하면 혈액 및 림프순환이 원활해지고, 혈액이 뭉치는 것을 막는 데 도움이 된다. 15분 정도 스트레칭을 하거나, 30분 정도 산책, 걷기 등을 하는 습관을 들이자.

2 | 찬 음료 대신 따뜻한 차를 마신다
몸속 수분이 부족해지면 혈액량이 줄어들어 뭉친 혈액이 생기기 쉽다. 물을 충분히 마시되, 몸을 차게 만들고 수분이 정체되어 쌓이기 쉬운 차가운 물은 피한다. 특히 혈당을 높이는 음료보다 소화를 돕고 몸을 따뜻하게 하는 차를 자주 마시면 좋다.

3 | 달래를 섭취한다
비타민 C를 섭취하는 것은 멍을 감소시키는 것과 더불어 혈관을 튼튼하게 해주는 예방 효과까지 있다. 달래의 비타민 C는 멜라닌 색소 생성을 억제해 주근깨와 다크서클을 예방한다. 또한 풍부한 철분이 빈혈과 여성 질환 예방과 완화에 도움을 준다. 된장, 두부 같은 콩 발효식품에는 혈액응고인자인 비타민 K가 들어있어 역시 멍 예방에 좋으니 두부를 듬뿍 넣은 달래 된장국을 섭취하면 좋다.

가슴이 답답하고 숨이 찬 증세가 잦다

출산 후 산후조리를 잘못하거나 기혈이 부족하여 나타나는 일련의 산후 후유증을 산후풍이라고 하는데, 특히 출산 후 산욕기(산후 6~8주)에 산후관리를 소홀히 하거나 육아 등으로 무리하게 되면 산후풍이 나타날 수 있다. 그런데 산후풍의 증상은 개인마다 천차만별이며, 전신에 걸쳐 매우 다양한 증상이 나타난다. 출산 후 육아 스트레스와 산후풍이 합해지면 특별한 이유 없이 불안하거나 짜증이 나기도 하고, 가슴이 답답하거나 산후 우울감을 느끼는 심리적인 증상이 나타나기도 한다.

 스트레스를 풀어주는 맞춤 솔루션

1 | 하던 일을 멈추고 잠시 '멍때리기'를 해본다
현대인의 건강을 위협하는 가장 큰 장애물은 바로 스트레스다. 자신에게 맞는 스트레스 관리법이 필요한데, 만약 없다면 '멍때리기'라도 해보자. 의식이 깨어 있는 상태에서 뇌파가 가수면 상태로 안정되면서 자율신경계의 조화가 이뤄지고 긴장된 근육이 이완돼 혈액순환이 원활해진다.

2 | 자소엽을 섭취한다
화병이나 스트레스 등으로 가슴에 기운이 뭉쳐 답답한 경우 자소엽 특유의 향기와 매운맛으로 기운을 풀어헤치면서 막힌 기운을 소통시키는 작용이 있다. 생 잎 그대로는 향기가 거의 없지만 씹어보면 특이한 향이 있는데, 잎의 뒷면이 자줏빛이고 주름이 있으며 향이 강할수록 효과가 좋다.

> **3 | 연자육을 섭취한다**
> 심장이 두근거리고 잠 잘 못 이루는 경우 심장의 열을 내리는 다른 약재와 함께 연자육을 쓰기도 한다. 연자육은 심장을 안정시키고, 신경을 안정시키는 데 좋은 효과를 발휘한다. 비장과 신장을 보강하는 효과가 있어서 설사, 대하 등 기운이 아래로 처지면서 빠져나가는 증상이 있을 때 좋다.

출산 전에는 생리통이 없었는데 출산 후 생리통이 부쩍 심해졌다

흔히 출산을 하면 생리통이 없어진다고 알고 있는데, 이는 임신과 출산의 과정을 통해 자궁근육이 커졌다 줄어들어 자궁 주변의 감각들이 무뎌져서 나온 속설이라 할 수 있다. 출산 후 자궁에 뭉친 혈액이 많아지면 생리통이 심해지거나 주기가 일정하지 않고 생리혈이 뭉쳐서 덩어리처럼 배출되기도 한다. 뭉친 혈액을 제때에 풀지 않으면 시간이 지나면서 그 부위가 쿡쿡 쑤시거나 욱신거리는 등 불편감이 심해진다. 특히 산후조리가 제대로 되지 않아서 오는 산후풍은 모두 뭉친 혈액과 관련이 있으므로 반드시 풀어주어야 한다.

생리통 완화 **맞춤 솔루션**

1 | 좌욕을 한다
좌욕은 배꼽 아래부터 방광의 위쪽 부위까지 따뜻한 물에 담그는 목욕법이다. 몸속을 깨끗하게 하는 효과가 있어 여성기관을 살균, 해독하는 작용이 있고 뭉친 혈액을 풀어주는데 효과적이다. 면 주머니에 익모초, 홍화, 애엽 등의 약재를 같은 비율로 넣어 충분히 우려낸 후 따뜻할 때 대야에 물을 붓고 배꼽이 약간 잠길 정도로 앉아있으면 된다.

2 | 당귀를 섭취한다
혈액과 관련된 모든 병에는 당귀를 처방하는 것을 기본으로 한다는 말이 있을 정도로 생리불순, 생리통 등 뭉친 혈액으로 나타나는 증상에 효과적인 약초다. 나쁜 피를 없애고 새로운 피를 생성하는 데 도움이 되며, 혈액순환을 촉진시키고 냉증, 빈혈, 산후 혈액 부족, 변비 등에 효능이 있다. 당귀 20g에 물 250ml를 부어 끓인 후 하루에 커피 한 잔 분량씩, 3~5회 마신다.

아랫배가 차고 묵직하면서 변비나 설사가 잦다

출산 후에는 모유 수유로 인해 몸의 진액이 부족해질뿐더러, 밤 중 수유로 인해 수면시간이 불규칙해지고 활동량도 부족해진다. 여기에 불규칙한 식사나 육아 스트레스까지 더해지면 배변 장애를 가져올 수 있다. 없던 변비가 생기기도 하고, 출산 전부터 변비가 있던 경우에는 변비가 더욱 심해지기도 한다. 그런데 수유가 끝나고도 뭉친 혈액으로 인해 몸에 진액이 부족한 증상이 개선되지 않아 변비가 좋아지지 않는 경우도 많다. 참고 버티면 출혈이나 치질이 동반되는 경우도 있어 적극적인 관리가 필요하다.

 장을 튼튼하게 하는 맞춤 솔루션

1 | 육류와 유가공식품, 밀가루의 지나친 섭취를 피한다
육류나 유가공식품, 밀가루의 지나친 섭취는 장을 처지게 하는 원인 중 하나다.

2 | 장 마사지를 수시로 한다
다섯 손가락을 모아 가볍게 주먹을 쥐고 시계 방향으로 복부를 가볍게 두드린다. 장의 활동을 촉진시켜 소화불량, 변비, 아랫배 찬 증상에 도움이 될 수 있다.

3 | 청국장을 섭취한다
청국장에는 혈전 생성을 예방하고 이미 생성된 혈전까지 녹이는 강력한 혈전 용해 성분이 들어있다. 따라서 청국장을 활용한 요리를 자주 먹으면 혈액 관리에 도움이 된다. 청국장에 많이 함유된 비타민과 단백질 분해 효소 등은 열에 약하므로 조리 시 주의해야 한다.

손발이 자주 저리고 차다

출산 후 형성된 뭉친 혈액으로 순환이 방해를 받을 때 생기는 전형적인 증상으로, 뭉친 혈액이 어깨나 등에 몰리면 결리는 증상이 나타나 팔이 쑤시고 시리며 허리에 있으면 요통이나 하지 냉증의 원인이 되기도 한다. 또한 이유 없이 손발이 차고 저리거나 눈꺼풀 주위가 푸

른색을 띠는 등 전신에 걸쳐 나타나게 된다. 이를 방치하면 뭉친 혈액이 머리 쪽으로 이동하여 원인 불명의 두통이나 어지럼증을 유발할 수 있어 각별한 주의가 필요하다.

 수족냉증 맞춤 솔루션

1 | 너무 타이트한 하의나 짧은 미니스커트는 피한다
통풍이 잘 안 되는 옷은 하복부의 순환을 차단시켜 자궁을 약하게 하고 말초혈관까지의 혈액순환을 막는다. 통풍이 잘 되는 하의를 입고 미니스커트 같이 다리를 드러내서 보온에 취약해지는 옷은 되도록 피하는 것이 좋다.

2 | 작약을 섭취한다
작약은 몸은 비만인데 골격이 가늘고 마르는 증상을 개선하고, 혈맥을 통하게 하여 뭉친 혈액을 없애는 약으로 쓰인다. 여자의 모든 병과 산전, 산후의 여러 가지 증상에 효과적이며 월경을 순조롭게 하고, 혈액순환을 개선하며 근육의 긴장과 피로를 풀어주는 효능이 있다. 손발 저림과 냉증에 도움을 주기 때문에 차로 우려 마시면 좋다.

몸이 차고 잘 부어서 살이 찌는 유형

하루에도 1~2kg은 기본, 몸무게의 변화가 심하다

잘 붓는 사람의 경우, 몸 밖으로 배출되지 못한 수분이 독소로 작용해 원활한 기의 흐름을 방해하고, 부어서 살이 찌게 된다. 심한 경우 아침과 저녁의 몸무게 차이가 1~2kg가량 왔다 갔다 하기도 한다. 이렇게 수분 정체로 인한 독소가 잘 쌓이는 체질은 그때그때 수분을 잘 배출해주고, 부종을 관리해주지 않으면 그대로 살이 되기 쉽다. 특히 만성피로와 부종은 서로 시너지 효과를 내기 때문에 피로와 부종 모두 관리해야 한다.

 수분 배출을 돕는 맞춤 솔루션

1 | 물을 많이 마신다
수분이 쌓인다고 해서 물을 적게 마시면 우리 몸은 수분을 더 비축하려고 노력한다. 물을 많이 마셔서 수분 배출을 원활하게 하되, 차가운 물이나 탄산음료보다는 미지근한 물, 따뜻한 차를 자주 마시는 것이 좋다.

2 | 민들레를 섭취한다
포공영이라는 약초명이 있으며 신체를 정화해주는 아주 훌륭한 약초 중 하나이다. 이뇨 효과가 있어 수분 배출에 용이하다. 신체가 지방을 올바르게 분해하도록 돕고 포도당 수치를 조절하는 데 도움이 된다. 나물처럼 무침을 해도 좋고 간편하게 차로 마셔도 좋다.

저녁만 되면 코끼리 다리처럼 하체가 퉁퉁 붓는다

수분은 음의 기운을 가지고 있어 아래로 향하는 특징이 있다. 수분이 정체되어 나타나는 비만은 수분이 하체로 내려가 부종이 되고, 부종이 빠지지 않고 그대로 살이 되는 경우가 많다. 서 있거나 앉아서 오랜 시간 생활하다 보면 수분이 정체되어 독소가 되는데, 이 독소가 하체로 내려가 장딴지에서 발바닥까지 서서히 쌓이게 되어 발이 붓거나 저리는 등 여러 가지 피로 증상이 나타나기도 한다.

 하체 부종 완화를 위한 맞춤 솔루션

1 | 앉는 자세를 점검한다
다리를 꼬지 않고 엉덩이는 의자 깊숙이, 허리를 곧게 세우고 앉는다. 처음에는 힘들어도 자세가 익숙해지면 허리 건강에도 도움이 된다. 다리를 꼬거나 의자 끝에 걸터앉는 자세는 과도한 근육 긴장으로 혈액 및 림프순환을 방해하니 반드시 피해야 한다.

2 | 50분마다 5분씩 걷거나 스트레칭을 한다
장시간 앉아있게 되면 고관절 등이 긴장하게 되고, 이는 곧 하체 순환을 방해하여 하반신이 살찌는 원인이 될 수 있다. 적어도 50분에 5분은 전신을 이완시키는 스트레칭을 하거나, 여유가 없다면 제자리걸음 등으로 순환을 돕는다.

3 | 미역을 섭취한다
미역은 피를 맑게 하고 부기를 없애는 대표적인 식품이다. 요오드가 풍부해 냉증 예방에 좋고, 풍부한 섬유소가 배변 활동을 돕고 혈액순환을 촉진시켜줄 뿐 아니라 부기를 제거하는 데 도움이 되기 때문에 하체 비만인 사람들에게 좋다.

피부를 누르면 움푹 들어가 잘 나오지 않고 피부가 차다

자고 일어나면 베개 자국이나 옷 자국이 오랫동안 남아있다든지,

잠시 소파에만 앉아있어도 커버 자국이 다리에 선명하게 남는다면 피부 탄력 저하를 의심해야 한다. 피부 탄력 저하는 혈액과 림프순환이 원활하지 않고 몸속 세포에 수분이 정체되어 부종이 발생하는 대표 증상이다. 특히 출산 후 부종이 심해졌다면 기력이 저하되어 혈액 및 림프순환에 문제가 생겨 나트륨 배출이 원활치 못해서일 수 있다.

 수분 배출을 돕는 맞춤 솔루션

1 | 과도한 나트륨 섭취를 줄인다
가공식품을 구입할 때는 영양성분표를 확인해 되도록 나트륨 함량이 낮은 것을 고른다. 국물 섭취량을 최대한 줄이고, 김치, 젓갈, 조림 등 나트륨 함량이 높은 식품의 섭취를 주의한다. 평소 미지근한 물을 많이 마셔 나트륨 배출을 돕는 것도 좋다.

2 | 팥을 섭취한다
체내 나트륨 배출을 촉진시켜 부기 제거에 도움을 주는 칼륨 성분과 사포닌 성분이 풍부하다. 그뿐만 아니라 이뇨작용이 탁월한 식품으로 신장병 등으로 인한 부종에도 효과적이다. 밥을 지을 때 팥과 율무를 함께 넣어 일상에서 팥 섭취량을 늘리면 부기 제거에 도움이 된다.

종아리와 허벅지에 청색 또는 자주색 혈관이 도드라져 보인다

거미혈관이라고도 불리는 증상으로 다리의 체액 저류로 발생한다. 혈액순환이 제대로 되지 않아 중력에 의해 혈액을 비롯한 체액이 하체로 몰리고, 그로 인해 혈관에 무리가 오는 것. 오래 앉아있거나 서 있는 사람에게 많이 나타나며, 과체중, 셀룰라이트가 많은 여성에게도 다리의 체액 저류 발생이 흔하다. 출산을 거치며 쌓인 노폐물이 제대로 배출되지 않는 몸이 되면 이러한 증상이 더욱 두드러진다. 특히 생리 기간이 되면 종아리, 발목, 발바닥 등이 터질 것 같은 극심한 부종을 경험하기도 한다.

 체액 저류 맞춤 솔루션

1 | 차가운 물로 다리 목욕하기
다리의 근육 및 혈관 수축으로 혈액순환을 도울 수 있다. 아침에 샤워할 때 가볍게 하는 것이 좋다.

2 | 발바닥을 수시로 자극한다
발바닥과 뇌는 인체에서 가장 먼 거리에 있지만 신경과 혈관으로 연결되어 있어서 서로에게 미치는 영향이 크다. 운동이 부족하고 발에 수분 정체로 인한 독소가 쌓이면 전신의 혈액순환이 나빠지고 뇌에도 산소 공급이 잘 안 된다. 양 발바닥을 서로 비비거나 주먹으로 가볍게 두드리며 발바닥에 자극을 주는 방법을 수시로 하면 발바닥을 자극해 노폐물 배출에 도움을 줄 수 있다.

3 | 회향(펜넬)을 섭취한다
고소영이 출산 직후 다이어트를 위해 마셨던 차로 유명하다. 이뇨작용, 소화작용, 정화작용이 있어 몸에 고인 수분 배출에 효과적이다.

4 | 샐러리를 섭취한다
95%는 수분으로 이루어져 있는 샐러리는 수분 저류를 없애는 데 필수적이다. 또한, 부종의 원인인 나트륨을 배출시키는 칼륨, 비타민 K 함량이 높아 혈액순환을 촉진하고 독소를 제거한다.

물만 마셔도 붓는다

물만 먹어도 살이 찐다는 사람은 '수분 → 부종 → 살'이 되는 과정이 반복되면서 정체된 수분으로 인한 독소가 이미 몸에 많이 쌓여 있는 것이라 볼 수 있다. 출산 후 만성피로와 체력 저하로 수분 대사가 원활하게 이루어지지 않는 몸이 되기 쉽고, 여기에 단짠음식, 차가운 음식을 즐겨 먹으면 몸이 냉해져 체내에 수분을 축적하는 체질이 된다. 체내에 쌓여 독이 되는 수분을 잘 배출할 수 있는 체질 개선과 더불어 습관 교정이 병행되어야 비만의 악순환에서 벗어날 수 있다.

 수분 배출을 돕는 맞춤 솔루션

1 | 하루 7시간 이상 충분히 잔다
수면시간은 우리 몸이 다음 날의 활동을 위해 필요한 내분비 대사 시스템을 점검하는 시간이다. 내분비 대사가 활성화되어 피로가 줄고 수분 정체가 개선될 수 있도록 신체에 충분한 휴식의 시간을 주는 것이 중요하다.

2 | 따뜻한 음식을 가까이 한다
차가운 음식은 몸을 차게 만들어 원활한 신진대사를 방해해 수분이 정체되게 하므로 절대 피하도록 한다. 되도록 따뜻한 음식, 따뜻한 기운을 가진 식재료를 섭취하도록 노력하는 것이 좋다.

3 | 고구마를 섭취한다
고구마의 칼로리는 100g 기준으로 약 130kcal 정도지만 생고구마의 혈당지수는 55로 낮은 편이다. 단, 군고구마는 혈당지수가 90을 넘기 때문에 생으로 먹거나 쪄먹는 것이 좋다. 체내 나트륨을 배출시켜 혈압을 낮추고 혈액순환에 도움을 주는 역할을 하는 칼륨 성분이 풍부하게 들어있어 몸의 부기를 제거하는 데 좋으며, 식이섬유, 수분함량도 높아 다이어트에 도움이 된다.

허리 또는 무릎이 냉하고 아프다

냉증 타입이 많기 때문에 냉기를 제거하는 것이 포인트. 냉증은 여성의 70% 이상이 호소하는 증상으로 보통 사람은 추위를 느끼지 않는 온도에서 몸의 각 부분, 특히 손발이나 허리가 시리다고 느끼는 것을 말한다. 상체는 뜨겁고 하체는 차가운 증상 또한 넓게 보면 냉증의 일종이다. 평소 몸을 냉하게 하지 말고 적정량의 물을 섭취해야 하며, 가벼운 스트레칭과 체조로 수분 대사를 원활하게 해야 한다.

 냉증 완화를 위한 맞춤 솔루션

1 | 신수혈을 마사지한다
수분대사가 좋지 않다는 것은 신장의 기능이 떨어져 있다는 뜻이기도 하므로 신장기능과 관계가 있는 '신수혈'을 마사지하는 것이 도움이 된다. 신수혈은 배꼽과 같은 높이에 있는 척추 정중앙에서 양쪽으로 3cm 떨어진 부분에 위치한다. 양쪽 엄지손가락으로 허리 양쪽의 신수혈을 각각 120회 정도 문질러준다.

2 | 생채소보다 익힌 채소, 나물을 가까이한다
기본적으로 체력이 약하므로 식사는 밥을 기준으로 하는 것이 좋다. 몸을 차게 하는 생채소보다 익힌 채소와 나물이 많이 들어간 비빔밥을 자주 먹으면 좋다.

3 | 두릅을 섭취한다
두릅은 예로부터 기운을 보해주고 신경을 안정시키는 데 도움이 된다고 알려져 있다. 수분 정체로 몸이 부을 때, 허리와 무릎에 힘이 없을 때 치료제로 쓰였다. 특유의 쓴맛을 내는 성분이 혈액순환을 도와 환절기의 피로회복에 도움을 준다.

배꼽 밑 하복부에 돌같이 단단한 것이 있다

부종이 지속되면 신장기능과 연관된 부종이 발생할 수 있다. 소변량이 줄어서 수분이 축적되어 생기는 부종인데, 이런 경우 아랫배가 긴장되어 있는 경우가 많다. 스트레스를 많이 받는 경우 교감신경이 자극받아 배뇨 기능이 억제되기도 하고 과식이 잦은 경우 하복부 긴장으로 소변 배출이 원활해지지 않을 수 있다. 이런 습관이 장기화되면 하복부의 긴장이 만성화되어 돌같이 단단하게 뭉칠 수 있다.

 하복부 긴장 완화 맞춤 솔루션

1 | 경혈에 온열 자극을 준다
배꼽이 냉하면 부인병에 노출될 확률이 높고, 냉증을 호소하게 된다. 배꼽에는 '신궐'이라는 경혈이 있는데, 이곳에 뜸을 떠 온열 자극을 주면 쑥의 약효가 체내에 흡수되어 냉기가 사라지고 몸이 따뜻해지며, 하복부의 근육 긴장 완화에도 도움이 된다. 일주일에 2~3회 정도 시행하면 좋다.

2 | 옥수수염을 섭취한다
소변을 배출하는 작용이 뛰어나 예로부터 부종을 제거하는 특효약으로 알려져 있다. 수분 정체로 인해 살이 찐 사람에게 좋다. 옥수수염 달인 물을 수시로 마시면 정체되어 있는 수분 배출에 도움을 받을 수 있다.

3 | 차전자를 섭취한다
차전자는 질경이의 씨를 한방에서 이르는 말이다. 기운이 허약하여 소변이 잘 나오지 않는 것을 주로 치료하고 소변의 막힘과 체함을 통하게 하여 체액을 순환시키는 용도로 쓰인다. 부종을 다스릴 수 있으며 소변의 정체로 인한 하복부 긴장 완화에 좋다. 요즘은 편리하게 가루로 시판되고 있는 제품들도 많이 있다.

물만 먹어도, 굶어도 살찌는 유형

이유 없이 한두 달 사이에 갑자기 살이 쪘다

임신과 출산 후 회복기를 거쳐 여성 호르몬이 임신 전의 상태로 돌아가기까지 여성의 몸은 호르몬의 변화로 영향을 받는다. 만약 호르몬의 불균형으로 지방 대사에 이상이 생기면 체액이 탁해져 몸 안에 쌓이게 된다. 이렇게 탁한 체액이 쌓이면 잉여 에너지가 지방으로 축적되는, 살이 잘 찌는 체질로 바뀌게 된다. 물론 한두 달 사이 이유 없이 갑자기 살이 쪘다고 생각할 수 있지만, 이미 출산 후부터 서서히 살이 잘 찌는 체질로 변화되어 온 것은 아닌지 체크해볼 필요가 있다.

 신진대사를 돕는 **맞춤 솔루션**

1 | 스킨 브러시를 해준다
부드러운 솔이나 손바닥을 이용해 몸 전체를 문질러주는 마사지로, 온몸에 흐르는 기혈의 순환이 원활해지고 경락이 잘 소통되며 인체의 자연 면역력이 높아진다.

2 | 양파를 섭취한다
프리바이오틱 이눌린과 프락토 올리고당이 풍부한 식재료다. 프락토 올리고당은 지방을 분해하기 때문에 과체중과 비만에 좋고, 면역력 향상, 항산화 작용을 통한 노화 지연, 심혈관계 기능 강화 등의 효과가 있다. 이눌린은 나쁜 콜레스테롤 수치를 낮춤으로써 심장 건강에 기여하고 혈당량 조절에 긍정적 영향을 미치기 때문에 '천연 인슐린'이라는 별명도 가지고 있다.

굶어도 살이 잘 안 빠진다

신진대사 장애로 몸 안에 형성된 탁한 체액은 소화기 계통의 기능을 저하시켜 비만으로 이어진다. 소화기의 기능이 저하되면 소화불량이 발생하는 것은 물론, 포만감을 제대로 느끼지 못하므로 과식으로 이어질 수 있다. 특히 출산 후 모유 수유 등으로 식사를 제대로 하기 어려운 상황에서 몇 달을 보내다가, 모유 수유를 끝내고 일반 음식을 먹기 시작하면서 식욕이 폭발하여 자극적인 음식을 찾게 된다. 반면, 활동량은 비슷하거나 줄기 때문에 몸에 탁한 체액이 쌓이고 에너지를 효율적으로 쓰지 못해 굶어도 살이 잘 빠지지 않는 체질이 된다.

 신진대사를 돕는 맞춤 솔루션

1 | 고온 반복욕을 실시한다
고온 반복욕은 38~42도의 물에 들어갔다 나왔다를 반복하며 실시하는 목욕법으로, 1~2주에 1회 정도 실시한다. 혈액순환을 촉진시켜 신진대사 작용을 원활하게 해주고 지방 연소에 도움이 된다. 따뜻한 물 끼얹기→욕조 들어가기→2분간 어깨까지 몸 담그기→나와서 5분간 휴식하며 씻기→2분간 어깨까지 몸 담그기→나와서 5분간 휴식하며 머리 감기→2분간 어깨까지 몸 담그기→나와서 물 마시고 30분~1시간 휴식하기 순서대로 시행한다.

2 | 녹차를 섭취한다
녹차는 신진대사 속도를 높이고 지방을 연소하며 체액 저류를 없애는 데 도움이 된다. 몸이 찬 사람은 녹차가 몸을 더 냉하게 만들 수 있으니 생강 한 쪽을 함께 넣어 우려 마시면 좋다. 이렇게 하면 칼로리를 더 쉽게 연소시켜 체중을 줄일 수 있다.

다크서클이 심하고 얼굴이 전체적으로 칙칙하고 누렇게 뜬다

혈액을 통솔하고 운행하는 비위의 기운이 떨어져 있으면 탁한 체액이 발생하기 쉽다. 특히 다크서클은 위나 장 등 주로 소화기에 문제가 있는 경우에 잘 생기며, 탁한 체액이 배설되지 않고 쌓이고 뭉치면 다크서클이 심해진다. 탁한 체액이 쌓인 사람들은 자주 피곤하고, 나른하며, 사지가 차고, 안색이 창백한 경우가 많다. 간혹 산후조리를 잘못해서 춥고 습한 곳에 노출이 된 산모들은 신진대사가 원활하게 이루어지지 않아 체액에 노폐물이 쌓여 살이 잘 찌는 체질로 바뀌는 경우도 있다.

 다스서클 완화를 돕는 맞춤 솔루션

1 | 음식량을 줄이지 말고, 음식의 종류를 바꿔본다
비위 기능이 약해서 체력이 떨어진 상태에서 음식량을 줄이면 식탐만 생기게 된다. 기름진 음식, 소화가 어려운 음식 대신 식이섬유가 풍부한 채소류를 선택한다.

2 | 반신욕을 한다
하체를 따뜻하게 하고 혈액순환에 도움이 되는 반신욕으로 습기와 한기를 피하고 몸을 따뜻하게 관리한다.

3 | 콩나물을 섭취한다
콩보다 더 많은 기능 성분을 함유하고 있는 콩나물은 소화가 잘 되고, 아스파라긴산과 비타민 B1, C, 그리고 식이섬유가 풍부하다. 소화가 잘 되어 비위 기능에 도움을 주고 간 기능을 돕는 것으로도 알려져 있다. 굴과 콩나물을 같이 넣어 국밥처럼 먹는 것도 도움이 되고 자극적이지 않은 양념으로 무친 콩나물을 섭취해도 좋다.

목구멍에 매실씨 같은 것이 걸린 것처럼 답답하다

출산으로 인해 자율신경의 밸런스가 틀어져 혈액의 농도가 짙어지고 탁해지면 흐름이 느려지게 된다. 혈액의 흐름이 원활하지 못하면 근육과 신경에 필요한 산소와 영양을 제때 공급하기 어려워 문제가 생기게 된다. 그렇게 되면 신경전달이 잘 되지 못하여 근육의 움직임이 이상해질 수 있다. 이럴 때 목에 아무것도 없지만 뭔가 걸린듯한 느낌이 들고, 속이 더부룩한 느낌이 들 수 있다. 증상이 심해지면 가스가 차며, 음식을 잘 먹지 못하고, 시도 때도 없이 기침이 나오기도 한다.

 신진대사를 돕는 맞춤 솔루션

1 | 중완을 지압한다
위장의 중심 선상에 있는 중요한 경혈로, 탁한 체액으로 인해 배에서 물소리가 나는 것과 항상 배가 그득한 느낌, 소화불량 등을 다스릴 수 있다. 중완은 명치와 배꼽의 중간으로 손바닥 전체로 꾹 밀듯이 3~5초간 눌러주고 다시 제자리로 돌아와서 문지른다.

2 | 생강을 섭취한다
생강은 위장을 건강하게 하는 효능을 가진 대표적인 식품이다. 팽창, 가스, 경련과 같은 소화관 증상을 완화시키는 데 도움이 된다. 생강의 진저롤은 가스 배출, 혈액순환 개선에 도움을 주고 신진대사와 소화력을 향상하고, 지방을 연소하며, 포도당 수치를 조절하는 능력 덕분에 체중 감량에 도움이 된다.

피부 아래에 멍울 같은 것이 잡히고 잘 없어지지 않는다

우리 몸 피부 아래 생기는 멍울은 장소를 가리지 않는다. 통증이 없고 시간이 지나면 사라지는 경우가 많은데, 멍울이 자주 생기고 잘 사라지지 않는다면 신체 면역력의 약화로 볼 수 있다. 면역력은 인체의 에너지 공장인 비위의 상태와 밀접한 관련이 있다. 우리 몸에 좋고 소화가 잘 되는 것을 먹어야 면역력을 높일 수 있다.

 신진대사를 돕는 **맞춤 솔루션**

1 | 씹기 운동을 한다

충분히 씹음으로써 음식물에 침이 잘 섞이는 것만으로도 침 속의 유익한 효소의 작용이 활발해진다. 반대로 잘 씹지 않은 상태로 음식을 넘기면 비위의 소화작용에 부담을 주어 탁한 체액이 생기는 원인으로 작용하며, 포만감을 느끼게 하는 호르몬이 채 분비되기도 전에 음식물을 삼키게 돼 과식하기 쉽다. 한 숟가락에 적어도 50회씩 씹고, 음식을 먹지 않을 때도 '랄랄랄라' 노래를 반복해서 부름으로써 입안에 침이 많이 고이도록 한다.

2 | 부추를 섭취한다

부추에는 위장을 튼튼하게 하는 성분이 있으며 가슴 속의 나쁜 피와 체한 것을 없애고 간 기능을 튼튼하게 하는 효과가 있다. 특히 몸을 따뜻하게 하고, 카로틴, 비타민 B, 비타민 C 등 영양소가 풍부해 비타민의 보고라고도 일컬어진다.

몸이 천근만근 무겁고 피로감을 자주 느낀다

탁한 체액이 있는 사람은 차 멀미를 자주하며, 조금만 걸어도 숨이 차거나 빈혈도 아닌데 어지럼증이 잦다. 비위, 소화기 계통의 기능이 약하면 음식물을 소화 흡수하는 과정에서 제대로 소화되지 못하고 노폐물이 쌓인 체액이 생기게 되고, 이러한 체액으로 인해 어지럼증, 만성피로감이 발생한다.

 신진대사를 돕는 맞춤 솔루션

1 | 생활 환경을 습기가 적고 따뜻하게 관리한다
탁한 체액은 춥고 습한 곳에서 생활하여 몸에 습기가 많이 차 있거나, 출산 후 잘못된 생활습관으로 몸에 습담이 많이 쌓여 발생하게 된다. 여기에 비위 기능이 저하된 경우 습기와 한기는 소화 기능을 더 위축시킬 수 있으므로 주의해야 한다.

2 | 소간을 섭취한다
동물의 간에는 철분이 많이 함유되어 있으며 다른 육류에 비해 단백질, 철, 칼슘 등 각종 영양소가 많이 함유되어 있어 체력 보강에도 도움이 된다.

3 | 연근을 섭취한다
연근은 신장기능을 강화하여 소변 배설을 촉진한다. 날것으로 먹으면 열이 내리고 번열과 갈증을 풀어준다. 익혀서 먹으면 위의 기능을 좋게 하여 소화력이 향상되고 텁텁한 맛이 있어서 설사를 그치게 한다.

옆구리가 뻐근하고 치받는 느낌이 있다

식사 후 옆구리가 뻐근한 통증이 심해진다든지, 평소 소화가 잘 안 되고 조금이라도 과식하면 통증이 생긴다면 소화기계 불균형(식적)을 의심해봐야 한다. 소화기계의 불균형으로 인해 대장 내에 과다하게 가스가 발생, 장 속 가스가 부풀면서 주변의 연관 장기를 누르고 자극하면서 갈비뼈 안쪽의 통증을 유발하는 경우가 종종 있다.

 소화기계 불균형 맞춤 솔루션

1 | 가스 유발 음식을 제한한다
밀가루, 짠 음식, 화학조미료 등 가스를 유발하는 음기가 많은 음식을 피한다. 최대한 천천히 씹어서 식사하고 습기와 한기를 없애는 음식을 섭취하도록 한다.

2 | 진피(귤껍질)를 섭취한다
소화를 촉진하여 비위와 장의 장애로 형성된 탁한 체액을 없애는 데 효과적이다. 신경을 안정시키는 효과가 있으며, 소화기관에 생긴 병 치료 및 습기와 한기를 없애고, 체한 것을 풀어주는 효과도 좋다. 소화가 잘 안 돼 헛배가 부르고 식욕이 떨어지는 증상에도 좋다. 말린 진피(귤껍질)를 차로 우려 마시면 좋다.

먹지 말아요 & 먹어요

단순당, 트랜스지방 등이 함유된 음식을 건강한 음식으로 대체하는 연습을 해볼까요? 서두르지 말고 한 가지씩 바꾸어가다 보면 대부분의 식단이 건강한 음식으로 꽉 채워질 거예요.

먹지 말아요	먹어요
탄산음료	다이어트차
백미밥	잡곡밥
국수	곤약국수
과자, 사탕	견과류

다시 살찌지 않는 몸을 만들어야 한다

스트레스를 다이어트하라

스트레스 받을 때마다 자극적인 음식으로 풀곤 하시나요? 대신 스트레스를 풀 수 있는 여러 가지 방법을 생각해보세요. 10분~15분이면 할 수 있는 간단한 것들이면 더 좋습니다.

스트레스 받을 때 먹는 음식들

- ex) 떡볶이, 불닭발, 케이크, 아이스크림, 술
-
-
-
-
-
-

스트레스 푸는 방법

- 동네 공원 산책하기
- 컬러링북 칠하기
-
-
-
-
-
-

식사량을 줄이는 노하우

식사량을 조절할 때에는 갑작스러운 단식이나 무리한 소식보다는 평소 식사량의 3분의 2 수준으로 천천히 줄여나가는 것이 바람직합니다. 위가 비어있다는 것을 느끼지 못하도록 6개월 정도 꾸준히 식사량을 줄여나가면 그렐린이 갑자기 분비돼 과식으로 이어지는 것을 막을 수 있습니다. 가볍게 한 달 계획을 세워볼까요?

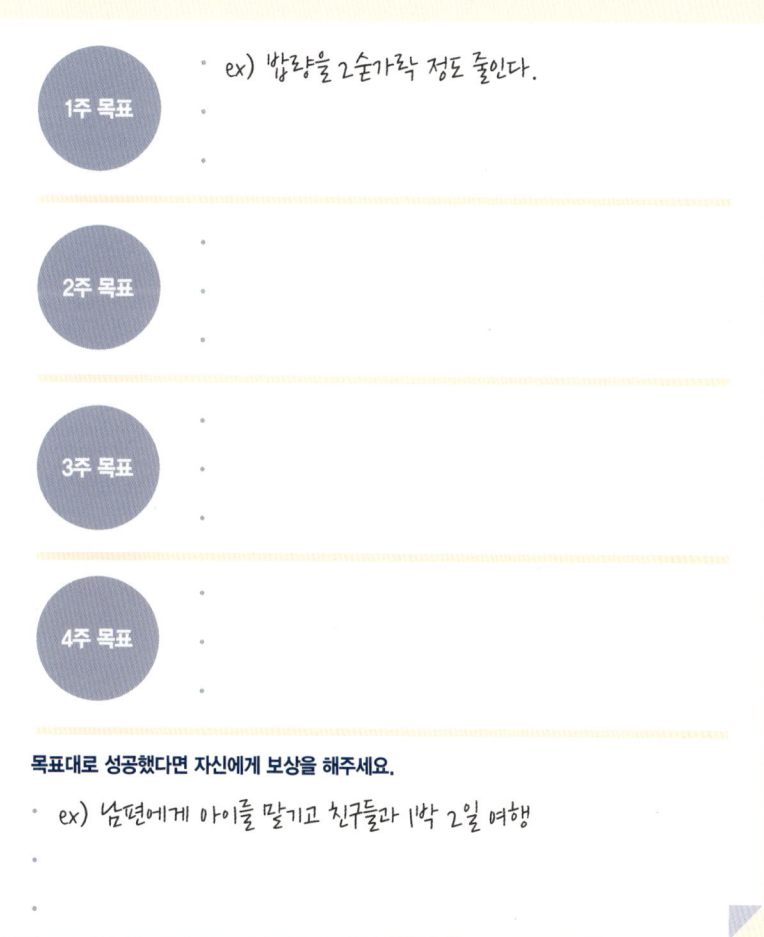

1주 목표
- ex) 밥량을 2숟가락 정도 줄인다.
-
-

2주 목표
-
-
-

3주 목표
-
-
-

4주 목표
-
-
-

목표대로 성공했다면 자신에게 보상을 해주세요.
- ex) 남편에게 아이를 맡기고 친구들과 1박 2일 여행
-
-

Part 4

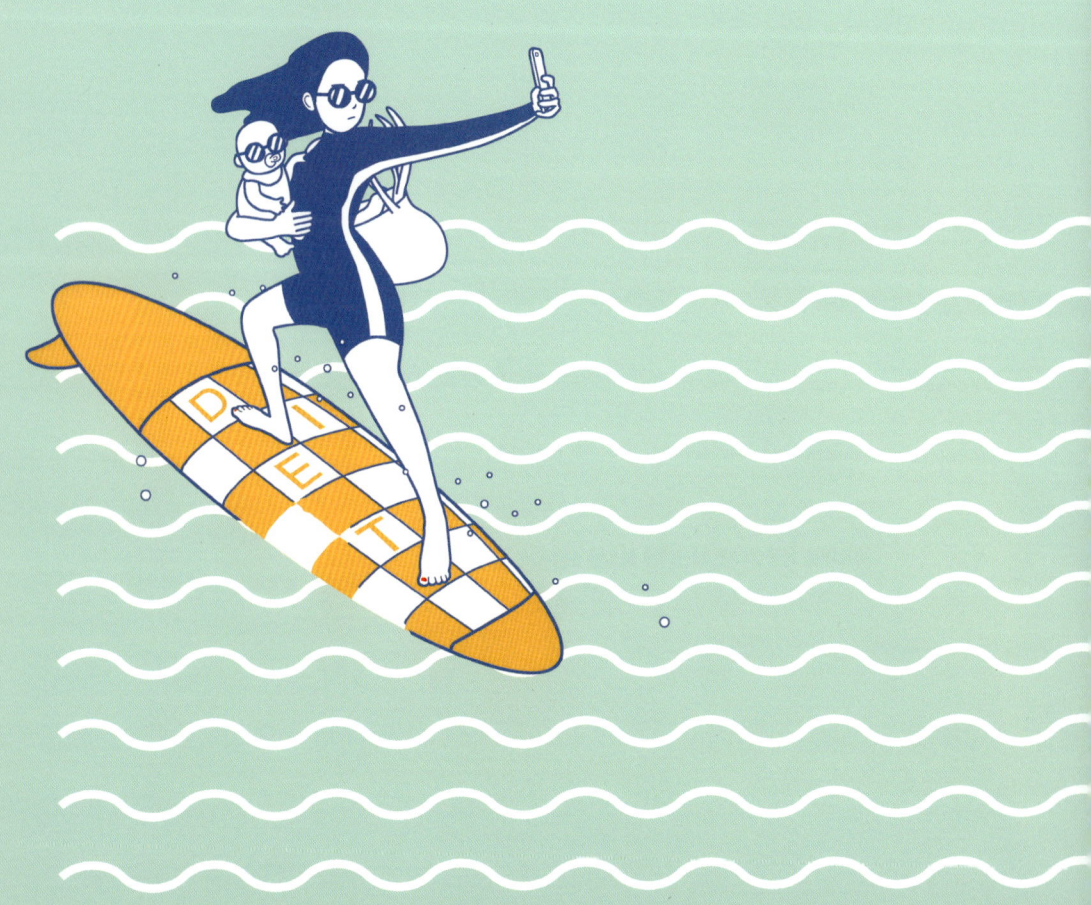

살 안 찌는 체질로 바꿔주는 다이어트 레시피

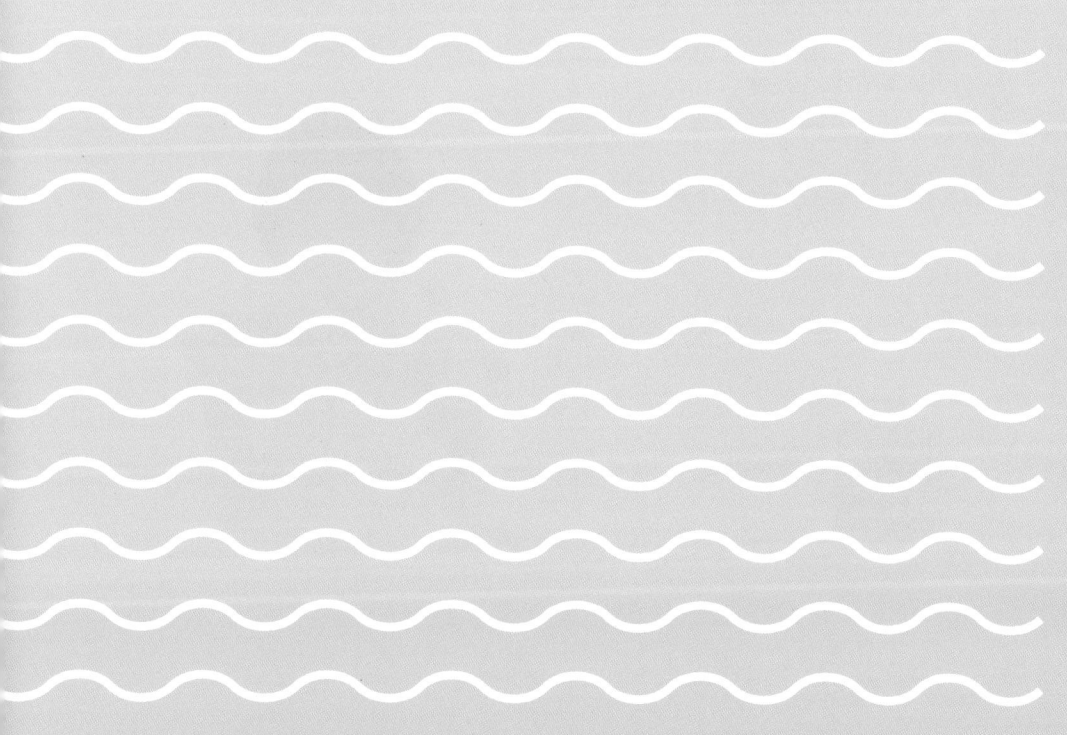

DIET
RECIPE

혼자 하는 다이어트는 참 힘겹다. 살이 잘 찌지 않는 음식, 포만감이 잘 느껴지는 음식, 독소를 배출해주는 음식은 지치기 쉬운 다이어트를 몇 배 쉽고 재미있게 만들어준다. 밥, 죽, 수프, 샐러드, 주스, 차 등 뚝딱 만들 수 있는 초간단 다이어트 음식을 매일 즐겨보자. 특히 바쁜 아침에 잠깐 시간을 내어 다이어트 주스를 만들어 마시거나 다이어트수를 수시로 물 대신 마시는 습관을 들이면 다이어트 효과를 업! 시켜준다. 요리에 쓰이는 재료들의 특성도 쉽고 간단하게 설명했으니 내 몸에 맞는 다이어트 재료를 찾아보는 것도 좋겠다.

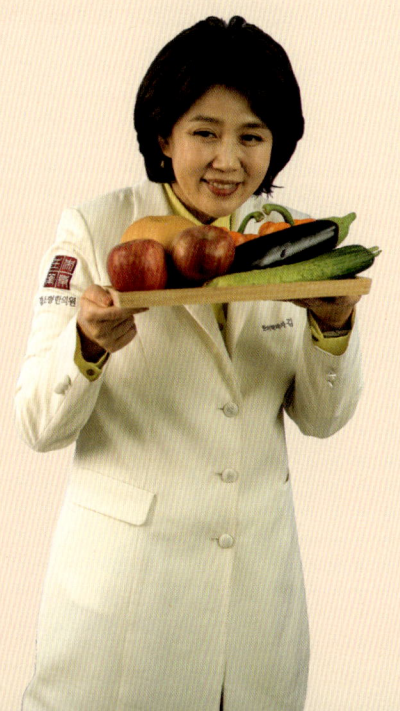

| 동영상 |

다이어트부터 혈관 청소까지

혈관청소 해독주스

《동의보감》에 참외는 "성질이 차고, 맛은 달며 독이 없고 갈증을 멎게 하고 번열을 없애며, 소변을 잘 나오게 하고, 삼초 사이에 막힌 기운을 뚫어준다. 입과 코에 창이 생긴 때 주로 쓴다."라고 되어있다. 이렇듯 참외는 우리 몸에 두루 좋은 건강 과일이다. 칼로리가 낮고 수분함량이 높아서 포만감을 주어 다이어트에도 아주 좋은 과일이니 자주 챙겨 먹으면 좋다. 케일과 함께 갈아 다이어트 해독주스로 즐겨보자.

재료 이야기

참외 | 식이섬유가 많아 장운동을 활발하게 하여 변비 해소에 좋다. 또한 칼륨 함유량이 많아 노폐물 제거에 효과가 있고 혈관을 이완시키는 작용까지 한다. 뿐만 아니라 비타민 C, 베타카로틴이 많아 피부 미용이나 간기능 보호에 효과가 있다.

케일 | 채소의 왕으로 불리는 식품으로 칼로리가 적으면서도 비타민, 지방산, 미네랄을 포함하여 다양한 영양분을 풍부하게 함유하고 있다. 유해한 콜레스테롤 수치를 낮추는 데 도움을 주며 섬유소와 엽록소가 풍부해 혈압을 조절하는 기능 또한 탁월하다.

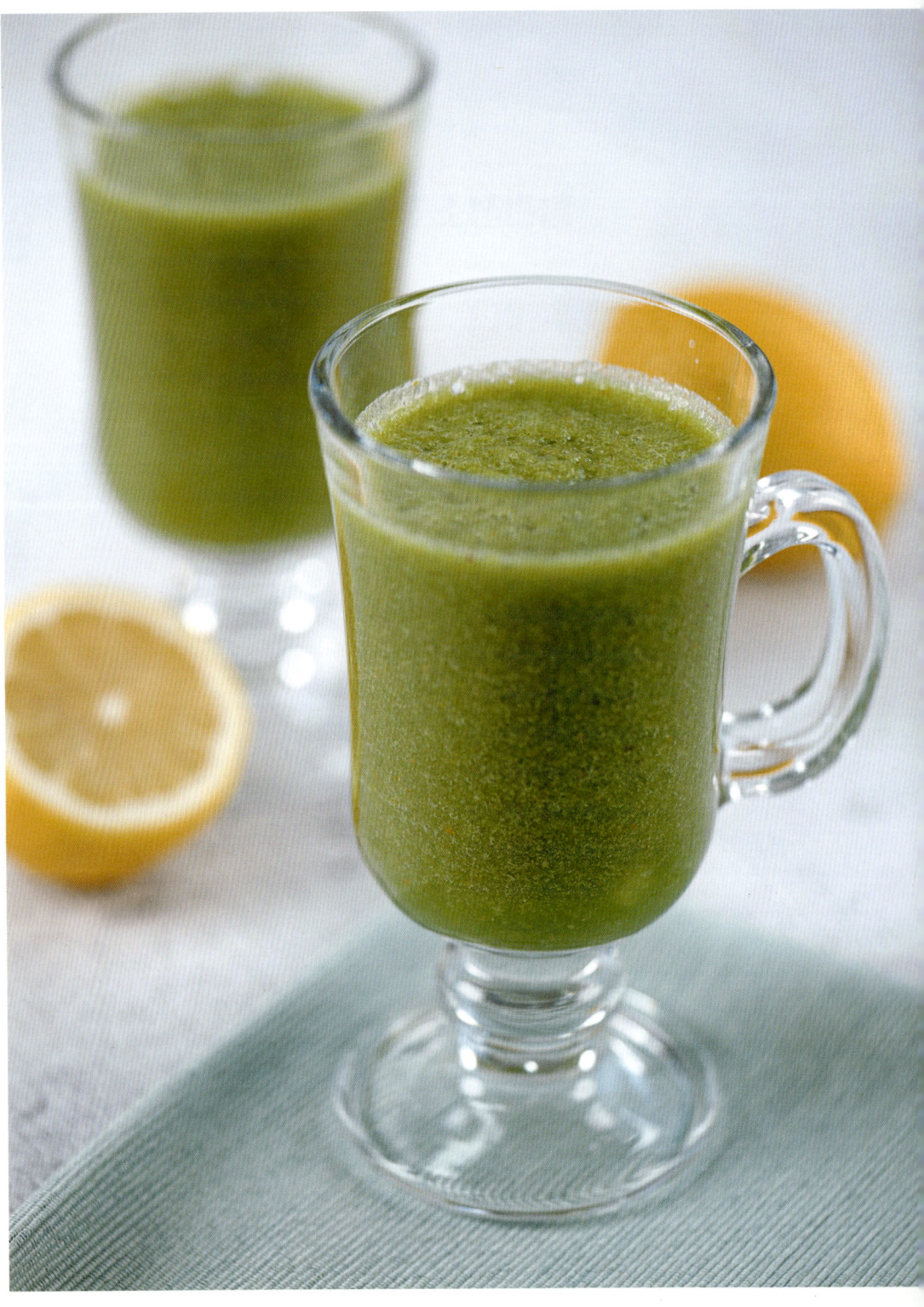

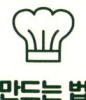

만드는 법

재료 참외 1개, 케일 5장, 레몬 3개(작은 사이즈는 4개), 마늘 2톨

1. 참외, 레몬은 베이킹소다로 깨끗이 씻는다. 참외는 씨를 제거하고 먹기 좋은 크기로 자른다.
2. 케일도 깨끗이 씻는다.
3. 마늘은 꼭지를 제거한다.
4. 믹서기에 모든 재료를 넣고 곱게 간다.

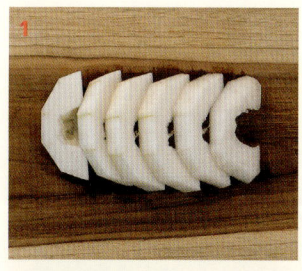
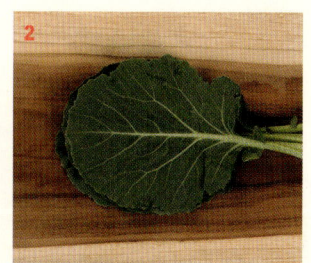
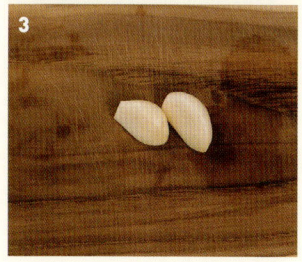
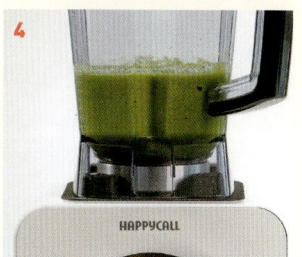

TIP 레몬, 마늘이 다소 자극적일 수 있어 공복보다는 식후에 50ml씩 마시면 좋다.

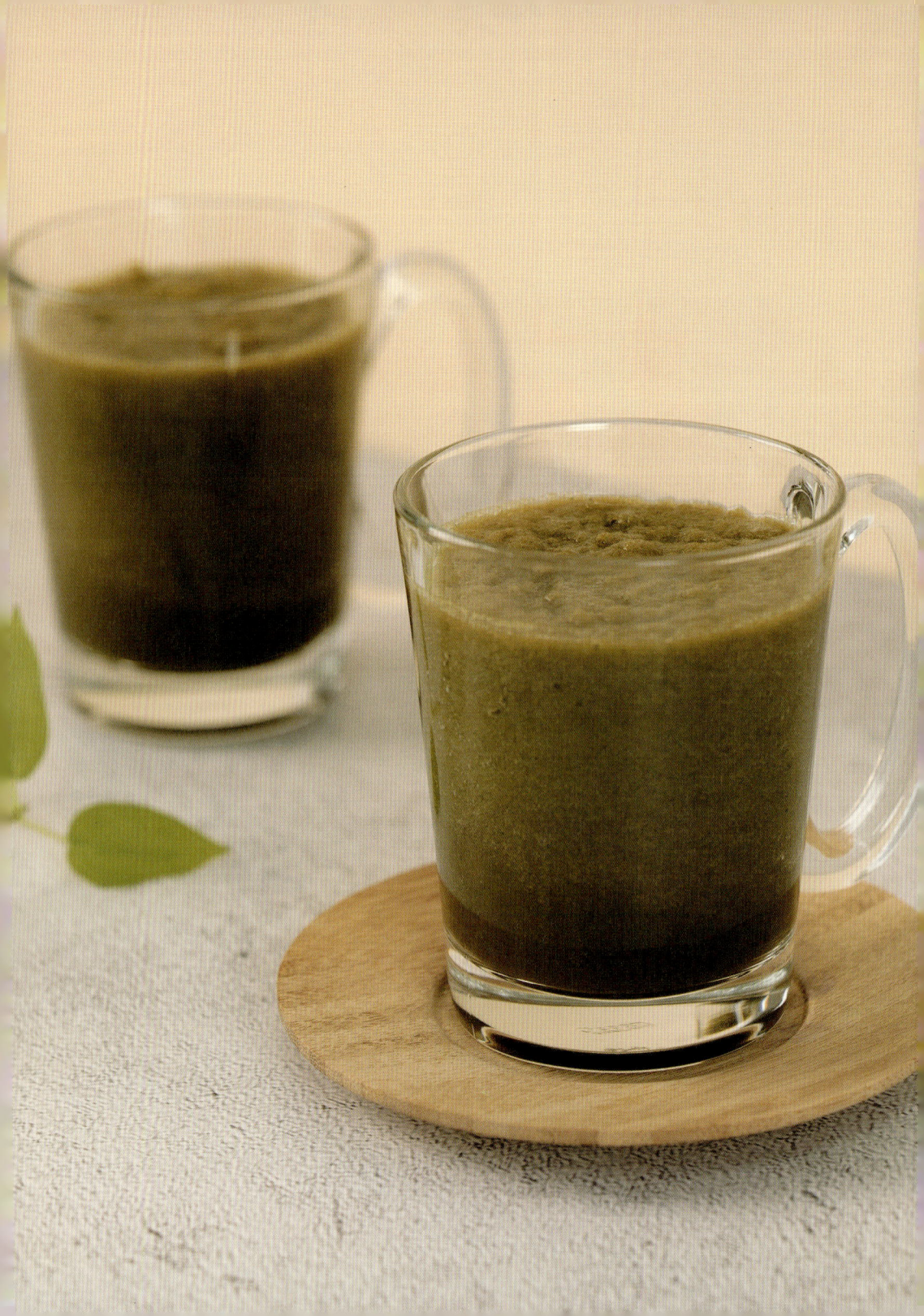

독소와 살을 동시에 빼주는

미나리 해독주스

우리 주변에 그것도 아주 가까운 곳에 해독에 특출난 재능을 가진 채소들이 있다. 미나리와 당근은 베타카로틴과 엽록소가 풍부하게 들어있어 간을 튼튼하게 해주고 간에 있는 독소를 해독시켜 준다. 제대로 조리해서 먹기만 한다면, 채소만으로도 건강을 관리할 수 있다. 공복에 먹어도 좋고 식후에 먹어도 좋다.

재료 이야기

미나리 | 열이 날 때 먹으면 해열효과를 얻을 수 있고, 기침을 멈추는 데도 도움을 준다. 숙취해소에도 좋다.

사과 | 알칼리성 식품으로 식이섬유가 풍부하고, 동맥경화와 고혈압 예방과 피로물질 제거, 피부 미용 등 다양한 효과가 있다.

녹황색 채소 | 녹황색 채소에 많이 함유하고 있는 베타카로틴 성분은 유해산소 발생을 억제해서 독소를 제거하고, 암 예방이나, 면역기능을 향상시키는 데 도움을 준다.

당근 | 빈혈, 저혈압에 좋고, 피부를 곱게 만들어 준다.

만드는 법

재료 미나리 한 줌, 무 1/4, 당근 1/2개, 사과 1개

1. 미나리는 깨끗이 씻어 잎사귀와 밑동을 제거한다.
2. 사과는 씻어서 씨를 도려내고, 적당한 크기로 자른다.
3. 무, 당근은 깨끗이 씻어 적당한 크기로 자른다.
4. 믹서기에 모든 재료를 넣고 갈아 완성한다.

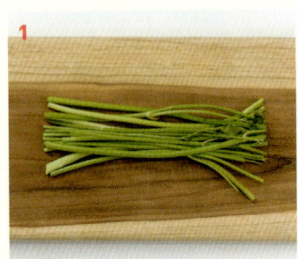

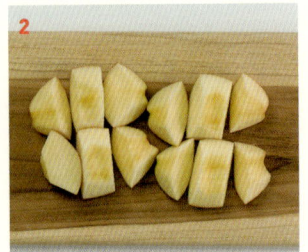

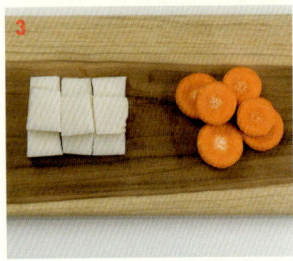

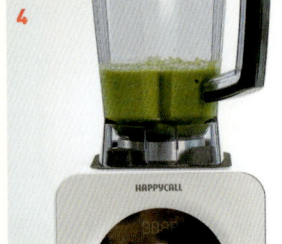

맑고 건강한 피부 만들어주는
피부 해독주스

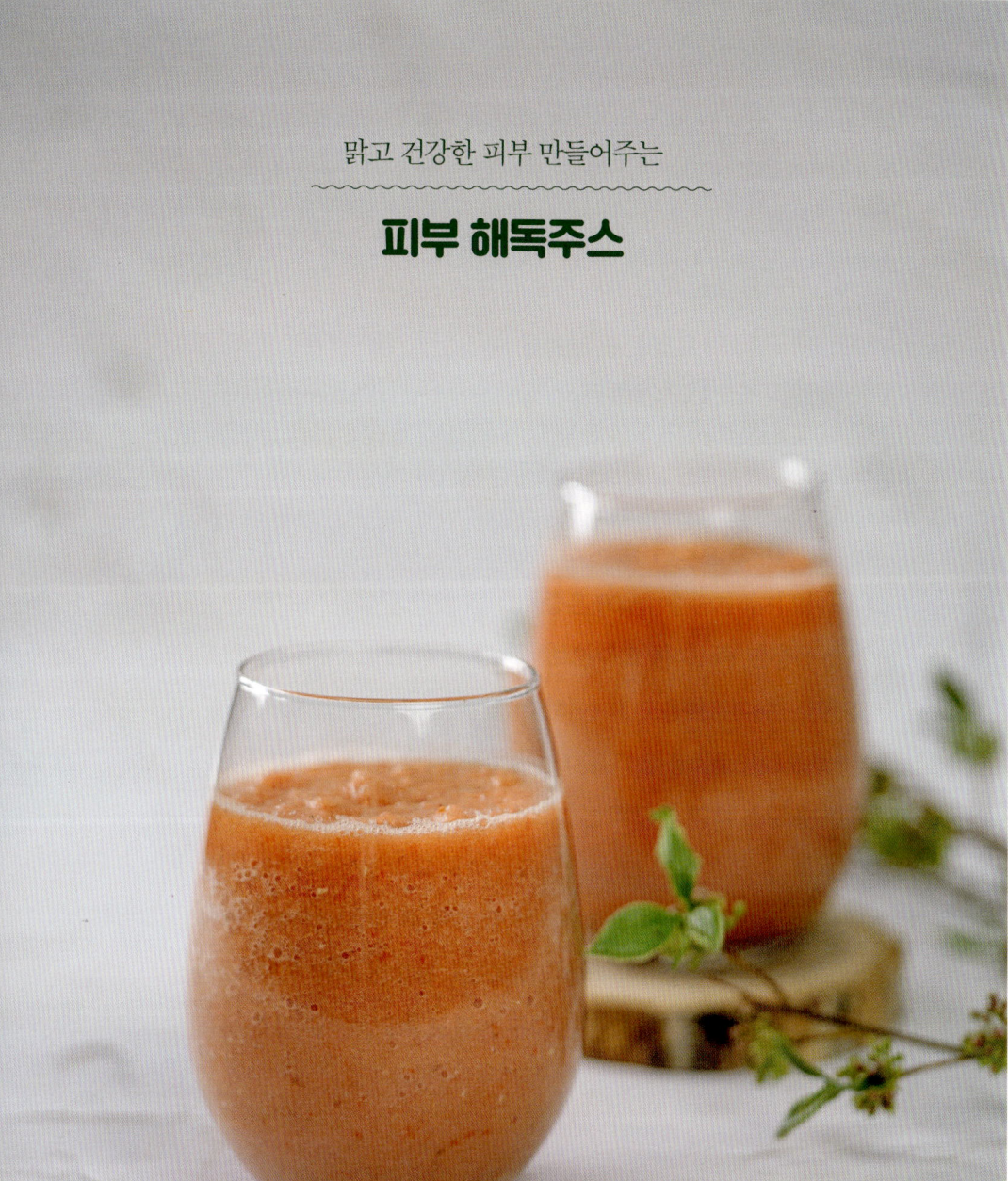

다이어트를 할 때 가장 고민되는 것이 바로 피부 트러블이다. 굶고 참는 다이어트 끝에, 기미와 주근깨, 그리고 피부 트러블을 겪는 분들이 많다. 다이어트를 할 때 피부 트러블이 많이 생기는 이유를 한의학에서는 몸 안의 열이 제대로 순환되지 못해서 피부의 온도가 올라가고 수분 균형이 깨져서 생긴다고 본다. 다이어트 중에 건강한 피부를 유지하고 싶다면 몸 안의 열을 가라앉혀 주고 피부 안정에 도움이 되는 채소들로 만든 '피부 해독주스'를 추천한다. 양배추와 토마토, 당근과 사과로 만드는 클렌즈 주스이다. 지금 냉장고를 열어도 있을 법한, 친숙한 재료들이고 만드는 방법도 간단하지만 효과는 만만치 않다. 사과의 향이 양배추의 맵고 비린 맛을 잘 덮어주어 양배추를 잘 못 드시는 분도 부담 없이 즐길 수 있는 레시피이다. 피부 해독주스는 아침식사 전 공복에 한 잔씩 마시는 게 좋다. 3주 이상 꾸준히 마신다면 피부 트러블 완화와 함께 촉촉한 피부를 유지하는 데도 도움을 받을 수 있다.

재료 이야기

양배추 | 양배추는 천연 항궤양 성분인 비타민 U, 비타민 K 등과 다양한 폴리페놀 성분이 풍부하다. 양배추의 비릿하고 매운맛 때문에 그대로 먹기 꺼려하는 사람들이 있는데 이는 양배추의 유황과 미네랄 성분 때문이다.

당근 | 당근은 베타카로틴이 풍부해서 눈 건강에 좋다는 것을 모르는 사람은 없을 것이다. 뿐만 아니라 프락토올리고당이 풍부한 프리바이오틱스 식품이기도 하다. 프락토올리고당은 위에서 소화가 잘 되지 않는 성분인데, 장에서 비피더스균의 증식을 돕고, 변비에도 효과적이다.

토마토 | 붉은빛을 띠게 하는 '리코펜'과 각종 미네랄이 풍부해서 피부의 색소 침착을 억제하고 건성 피부를 촉촉하게 하며 피부 노화를 억제시켜 준다.

만드는 법

재료 양배추 1/5통, 토마토 2개, 당근 1/2개, 사과 1개

1 토마토는 꼭지만 제거하고, 사과는 씨 부분을 도려내고 적당한 크기로 자른다.
2 당근, 양배추는 깨끗이 씻어 적당한 크기로 자른다.
3 믹서기에 모든 재료를 넣고 갈아 완성한다.

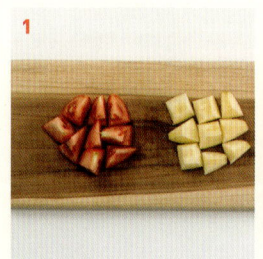
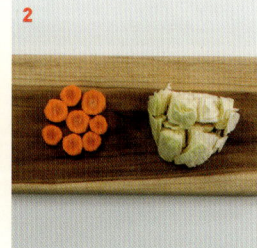
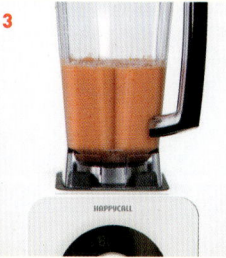

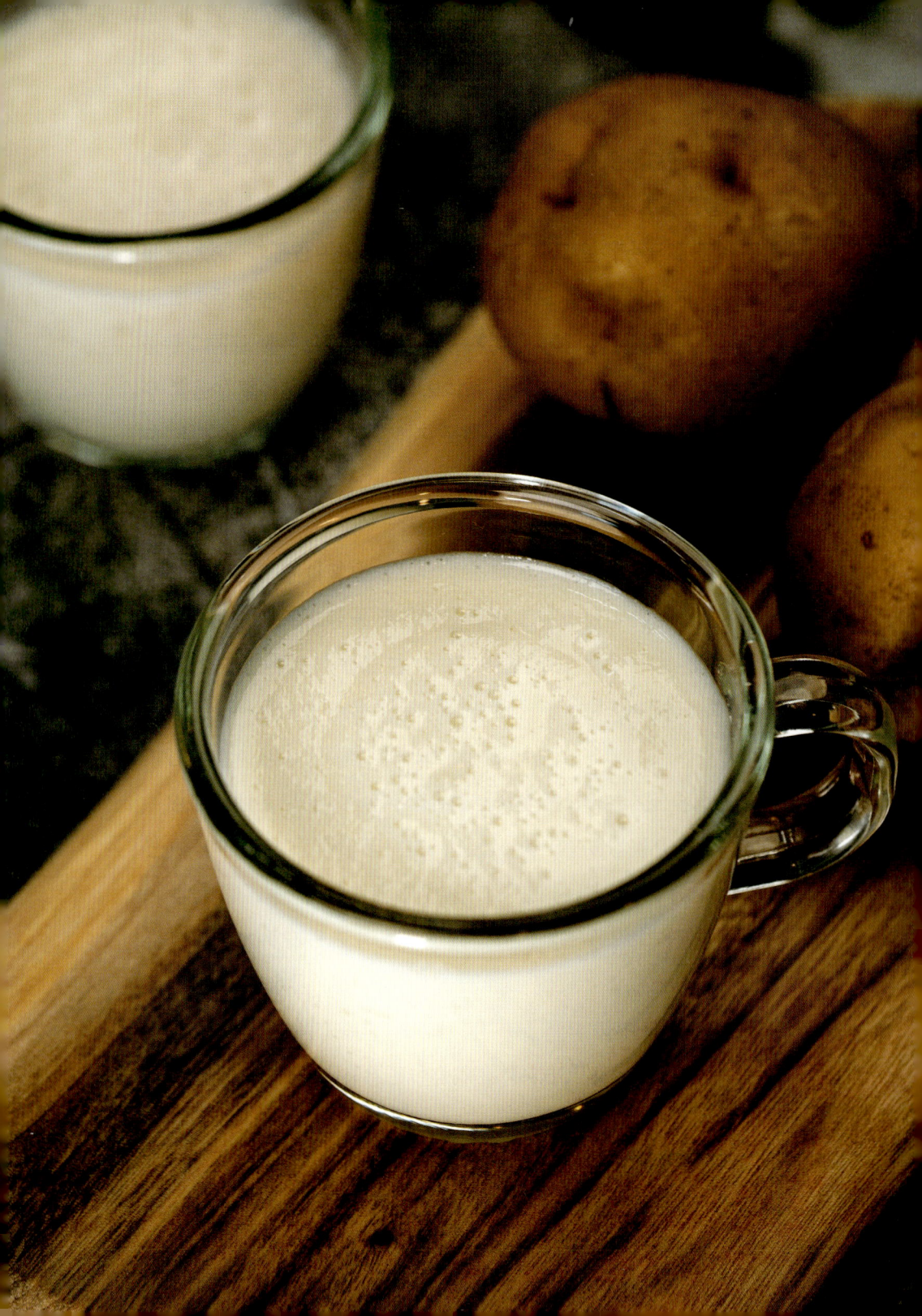

위까지 보호해주는 다이어트 스무디

양배추감자 스무디

위는 오장의 중앙에 자리하여 위장에 문제가 발생하면 삶 전체의 조화가 깨지기 쉽다. 이러한 위장을 튼튼하게 하고 온몸이 활력을 얻게 하는 데에는 양배추와 감자가 효과적이다. 감자와 양배추는 되도록 열을 적게 가해 요리하는 것이 좋은데, 위장이 예민하다면 살짝 익혀 사용하자. 변비가 있는 경우는 요구르트를 함께 넣으면 좋다. 양배추감자 스무디는 공복에 마시면 더욱 좋다.

재료 이야기

양배추 | 위궤양을 막아주는 비타민 U를 풍부하게 함유하고 있어 위를 보호하고 위 점막의 신진대사를 활발하게 만들어준다. 그래서 위 관련 질환이 있을 때 매일 양배추즙을 마시면 효과를 볼 수 있다. 또한 양배추는 섬유질, 수분이 많아 원활한 장 활동을 도와 소화가 잘 되고 변비에 좋은 음식이다. 칼륨 성분도 풍부해서 체내의 염분과 노폐물을 배출하는 데 좋다. 혈관 내 콜레스테롤 수치를 낮추는 데도 도움을 줘 고혈압, 동맥경화 등에도 효과적이다.

감자 | 위경련과 속 쓰림의 응급약이라 불리는 감자는 아트로핀과 판토텐산 등 위 점막을 튼튼하게 만들어주는 다양한 성분을 함유하고 있다. 감자는 식이섬유가 풍부해 장 환경 개선은 물론 배변 활동을 원활하게 해 변비에도 도움이 된다. 또한 장 내 유익균을 증가시켜 장 환경을 건강하게 한다고 알려져 있다. 감자는 동글동글하고 모양이 예쁘고 싹이 나지 않는 것으로 고른다. 껍질 안쪽이 푸르스름하면 먹지 않는 것이 좋다.

만드는 법

재료 양배추 50g, 생감자 50g, 플레인요거트 100ml

1 양배추와 감자는 얇게 썬다.
2 김 오른 찜기에 살짝 쪄서 채반에 식힌다.
3 믹서기에 양배추와 감자, 플레인요거트를 넣고 간다.

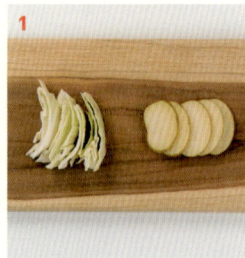
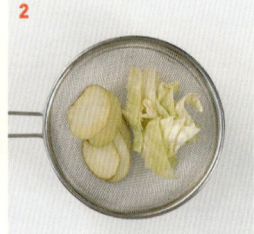
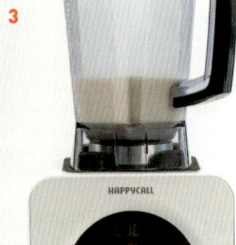

살 빼려면 물부터 바꾸자
공비수

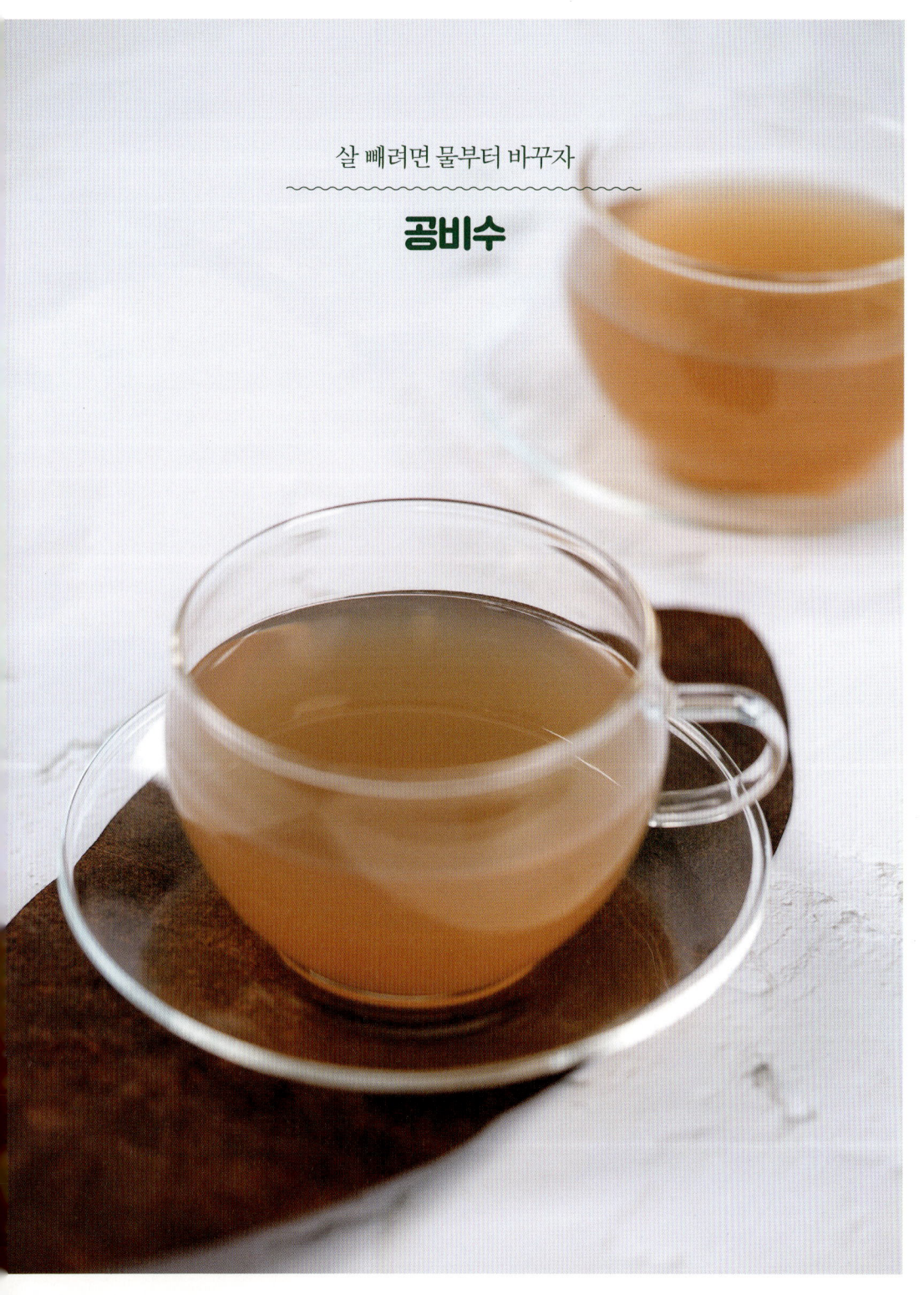

공비수는 무거운 몸을 비울 수 있도록 돕는 다이어트수이다. '공비'는 비울 공(空), 아름다울 비(斐)를 써서 내 몸에서 나쁜 것은 비우고 아름다움을 채운다는 의미를 가지고 있다. 몸을 가볍게 하는 여러 가지 본초들을 맑게 우린 차로 물처럼 부담 없이 습관적으로 마시면 좋다. 몸의 순환을 돕고 수분 배출을 촉진해서 부기를 제거하는 여러 가지 약재들로 만든 '클렌즈 티'라고 보면 된다.

우선 호박과 팥, 옥수수염은 부기를 제거하는 역할을 한다. 천궁, 당귀, 계피는 기혈 순환을 원활하게 하고 여성 건강에 정말 많은 도움을 준다. 히비스커스, 레몬밤, 파인애플도 다이어트에 도움이 된다고 많이 알려진 재료들로 새콤달콤한 맛과 향을 낼 수 있어 일석이조이다.

만드는 방법도 간단하다. 재료들을 차처럼 물에 넣고 끓여서 우려내면 완성된다. 텀블러에 넣고 하루 종일 물처럼 마시면 되니 먹는 방법도 쉽다. 특히 기름진 음식을 많이 먹은 날이나, 하루 종일 몸이 무겁다거나, 자꾸 입이 심심할 때 가까이 두고 수시로 마시면 몸이 날아갈 듯 가벼워질 것이다.

재료 이야기

팥 | 탄수화물과 단백질이 주성분이며 각종 무기질과 비타민, 사포닌을 함유하고 있다. 팥에 함유되어 있는 '사포닌'은 이뇨작용을 하며 피부와 모공에 축적되어 있는 오염물질을 제거하여 피부염이나 기미 제거에 도움을 준다. 또한 비타민 B가 풍부하여 탄수화물의 소화 및 흡수, 피로감 개선 등에도 효과가 있다. 뿐만 아니라 쌀의 10배, 바나나의 4배 이상의 칼륨을 함유하고 있다. 때문에 짠 음식을 먹을 때 섭취되는 나트륨이 체외로 잘 배출시켜 부기를 빼고 혈압 상승을 억제하는 기능을 한다.

당귀 | 여성건강을 위해 많은 본초 가운데 딱 하나만 뽑으라 하면 당연 '당귀'일 것이다. 특히 40~50대의 갱년기 여성들에게 정말 귀한 본초이다.

천궁 | 당귀가 혈을 만든다면, 천궁은 혈을 돌게 하는 효과가 있다. 천궁 특유의 향은 기운을 사방으로 잘 퍼트리기 때문에 혈을 잘 돌게 한다. 그래서 생리불순이나 산전 및 산후 질환이 있을 때 정체된 어혈을 푸는 데 많이 쓰인다.

만드는 법

재료 물 1L, 호박 50g, 옥수수수염 10g, 팥 30g, 당귀 5g, 천궁 5g, 계피 5g, 백출 5g, 복령 5g, 감초 5g, 파인애플 20g, 레몬밤 3g, 히비스커스 3g

1. 재료를 준비한다.
2. 냄비 또는 약탕기에 모든 재료를 넣는다.
3. 재료가 충분히 우러날 때까지 끓여 완성한다.

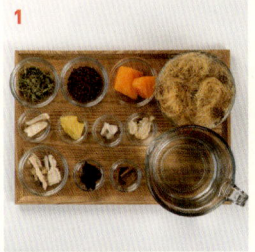
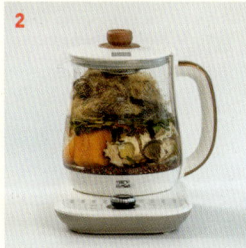
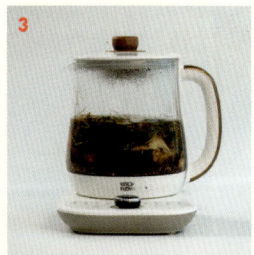

TIP 기호에 맞게 물을 넣어 희석해 물 대신 수시로 마시면 좋아요.

뿌리부터 줄기까지 균형 있게!
매크로바이오틱 수프

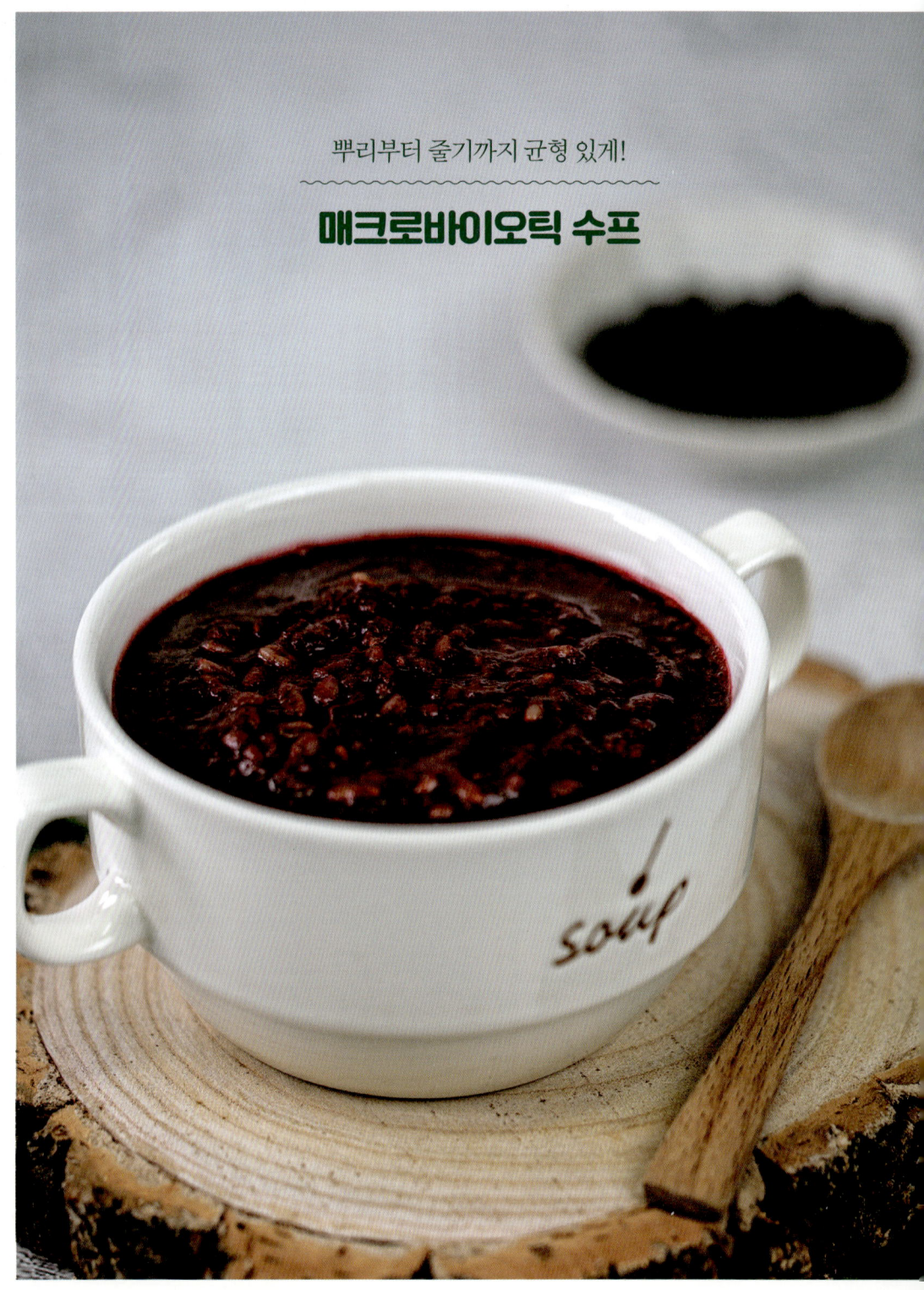

다이어트에서 중요한 것 중 하나가 끼니를 거르지 않는 것이다. 다음 식사에 과식, 폭식으로 이어지기 때문이다. 특히 아침은 '일어난 지 얼마 안 돼서 입맛이 없어요.', '밥 준비할 시간도 없어요.' 등의 이유로 건너뛰는 사람들이 참 많다. 하지만 아침은 잠든 우리 몸을 깨우고 활발하게 하루를 시작하는 시점이기 때문에 많은 에너지를 필요로 한다. 좋은 음식을 골고루 먹어야 하는 이유도 여기에 있다. 그래서 간단하면서도 좋은 음식을 골고루 먹을 수 있는 매크로바이오틱 수프를 소개하려고 한다.

매크로바이오틱은 식물의 특성과 영양성분을 잘 파악해서 모든 영양소를 균형 있게 섭취하는 방법이다. 매크로바이오틱에서 가장 중요한 포인트는 '일물전체(一物全體)'로 음식은 반드시 뿌리에서부터 잎, 줄기까지 전체를 골고루 먹어야 한다는 뜻이다. 어떤 음식이든 껍질이나 뿌리, 잎 등 가급적 버리는 부분 없이 전체를 모두 섭취해야 본연의 영양성분을 오롯이 먹을 수 있다는 의미이다.

매크로바이오틱 수프는 식물의 뿌리와 열매, 줄기를 골고루 넣고 찬 성질과 더운 성질의 식물을 잘 조화시켜서 만든 영양식이다. 예를 들면, 서늘한 성질의 삶은 검은콩, 시금치, 비트와 보통의 성질을 가진 브로콜리, 샐러리, 케일, 그리고 따뜻한 성질의 대추, 귤껍질을 섞어서 소스를 만드는 방식이다. 주재료가 되는 귀리는 심장을 건강하게 하는 수퍼푸드로 불린다. 단백질이 풍부하고 포만감이 오래 지속돼서 다이어트에도 큰 도움을 준다. 현미 역시 백미에 비해 포만감이 오래 가고 식이섬유가 풍부해서 다이어트 기간에는 현미밥을 많이들 먹는다.

아침마다 다이어트 식단을 준비하기 어렵다면 수프로 간단히 해결해보자. 귀리현미 수프를 넉넉히 만들어 1회분씩 보관하고, 과채 소스를 갈아 올려 먹으면 더할 나위 없는 건강한 다이어트 한 끼가 될 것이다. 다양한 채소와 과일이 들어간 과채 소스는 넉넉히 만들어 샐러드 드레싱으로 써도 좋다.

재료 이야기

검은콩 | 서리를 맞으며 자란다고 해서 서리태라고도 한다. 노화, 암 예방에 효과적인 강력한 항산화 성분이 풍부한 블랙푸드이다. 특히 식물성 여성호르몬으로 알려진 이소플라본 성분이 풍부해서 여성들이 꼭 챙겨 먹어야 하는 곡물이다. 물에 불리면 당도가 높아지고 소화가 더 잘 되므로 최소한 반나절 정도는 충분히 불려주는 것이 좋다.

사과 껍질 | 과채소스에 들어가는 사과 껍질은 안토시아닌 성분이 풍부하고, 퀘르세틴이라는 성분이 피부를 건강하게 유지시킨다.

비트 뿌리 | 땅속의 혈액이라 불리우는 비트 뿌리는 혈액을 맑게 해주고 면역력을 높여준다. 섬유질 또한 풍부하다.

진피 | 진피는 옛날부터 중식요리에 많이 사용되어 왔던 귀한 약용 식재였다. 혈액순환을 돕고 임산부 입덧을 진정시키는 역할도 한다.

시금치 | 시금치는 피로 회복과 체력 증강에 도움을 준다.

만드는 법

재료
귀리 4/5컵, 현미 1/4컵, 검은콩 1/2컵, 소금 약간
[과채 소스] 당근 1/4개, 사과 1/2개, 시금치 1/2줌, 비트뿌리 1/2개, 귤껍질 1개, 브로콜리 1/2개, 샐러리 1대, 케일 3장, 대추 2개

1. 귀리와 현미는 불린 뒤 밥솥이나 냄비에 넣고 밥을 짓는다.
2. 깨끗이 씻은 검은콩을 냄비에 담고 콩이 잠길 만큼 물을 붓고 소금을 약간 넣고 센 불에서 끓인다.
3. 콩물이 팔팔 끓고 3분 정도 지나면 불을 끄고 뚜껑 덮은 상태로 5분간 뜸을 들인다.

4 검은콩 삶은 물은 따로 받아둔다.
5 귀리현미밥에 검은콩 삶은 물을 넣고 약불에서 밥이 퍼져서 죽처럼 될 때까지 푹 끓인다.
6 삶은 검은콩, 당근, 사과, 시금치, 비트 뿌리, 귤껍질, 브로콜리, 샐러리, 케일, 대추를 믹서에 갈아 과채소스를 만든다.
7 과채소스를 귀리현미 수프에 섞는다.

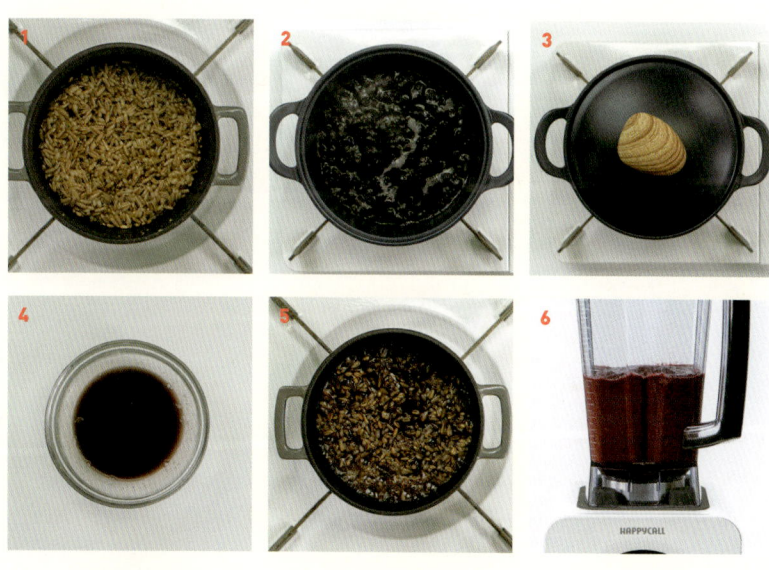

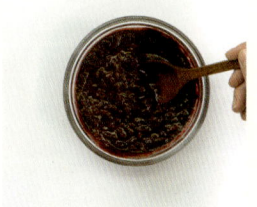

TIP
모든 채소는 껍질을 벗기지 않는다. 대추와 사과는 씨와 꼭지만 도려낸다. 시금치 뿌리는 제거하지 않고 그대로 쓴다.

살 안 찌는 체질로 바꿔주는 다이어트 레시피

부기 빼는 데는 최고!

맷돌호박죽

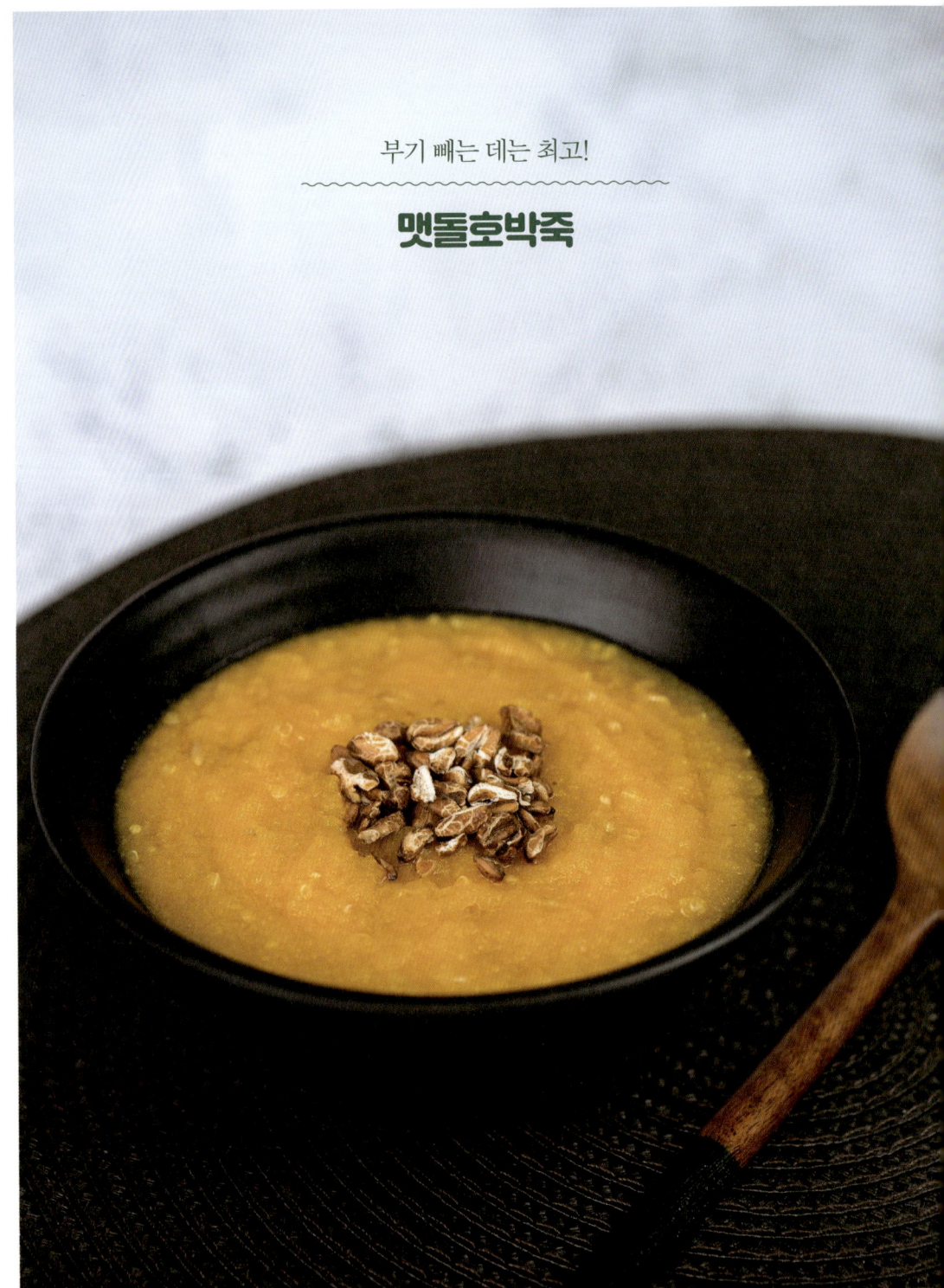

다이어트 할 때 부기 빼는 데 좋다고 해서 호박즙을 먹는 경우가 많다. 사실 호박은 부기 제거만으로 효능을 설명하기에 좀 안타까운 식품이다. 호박이 다이어트 식품인 이유는 호박 100g에 27kcal 정도로 칼로리가 낮으면서도 달달한 맛을 가지고 있어서 다이어터들에게 부담 없는 단맛을 선사하기 때문이다. 게다가 호박에는 펙틴이라는 식이섬유가 풍부하게 들어있어서 적은 양으로도 포만감을 느낄 수 있다. 펙틴이 당질의 소화와 흡수를 늦춰주면서 혈당의 급격한 상승을 억제하기 때문이다. 혈당 관리가 중요한 다이어터와 당뇨 환자들에게는 고마운 식품이 아닐 수 없다. 게다가 소화기와 대장의 연동운동을 돕기 때문에 다이어트 중에 생기기 쉬운 변비를 예방하는 데도 도움이 된다. 이뇨작용과 해독작용까지 있어 몸이 쉽게 붓는 분들에게도 추천할 만하다. 낮은 칼로리와 단맛, 그리고 풍부한 식이섬유까지! 여러 가지 매력을 가진 맷돌호박을 죽으로 만들어 먹으면 '다이어트식은 맛이 없다.'는 편견이 한 번에 깨질 것이다. 이뇨작용을 돕는 팥, 대추, 율무를 새알심 대신 넣었다.

재료 이야기

귀리 | 귀리는 '곡물의 왕'이라는 애칭을 가지고 있을 만큼 요즘 정말 큰 사랑을 받고 있다. 식이섬유가 현미의 3배에 달하고, 베타글루칸이 많아 심혈관질환을 예방하는 데 탁월하고 장시간 포만감을 느낄 수 있어 다이어트 맞춤 곡물이 따로 없다.

팥 | 팥이 신장에 좋다는 얘기는 많이 알려져있다. 옛 의서에 팥은 '적소두'라고 해서, 몸안에 있는 수분을 배출시켜 소변을 잘 나오게 하며 몸의 부종을 제거하는 치료제로 쓰였다. 몸속의 노폐물을 배출해서 부기를 빼는 이치다.

율무 | 율무도 부기를 제거할 뿐 아니라 혈관 건강과 혈당 관리에도 큰 도움을 주는 곡물이다. 율무는 아밀라아제의 활성을 억제해서 과잉 섭취한 탄수화물의 체내 흡수를 줄임으로써 비만을 예방하는 효과를 기대할 수 있다.

만드는 법

재료 맷돌호박 1/8 조각, 귀리 2숟가락, 퀴노아 1숟가락, 구운 귀리 약간, 소금 약간

1. 귀리와 퀴노아는 깨끗이 씻어 물에 담가 불린다.
2. 각각 냄비에 넣고 삶는다. 삶은 귀리물은 따로 보관한다.
3. 맷돌호박은 껍질과 씨앗을 제거하고 적당한 크기로 자른다.
4. 삶은 귀리물 2종이컵과 단호박을 함께 믹서기에 넣고 곱게 간다.
5. 냄비에 삶은 귀리, 퀴노아, 단호박을 넣고 한소끔 끓인 뒤 소금으로 간을 한다.
6. 구운 귀리를 올려서 먹는다.

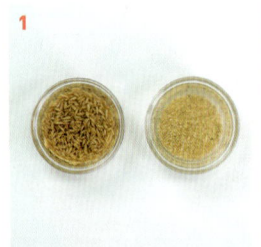
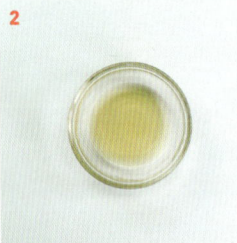
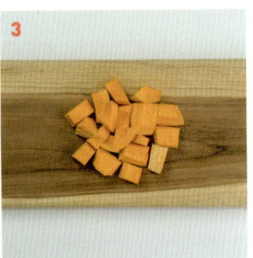
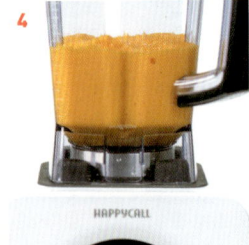
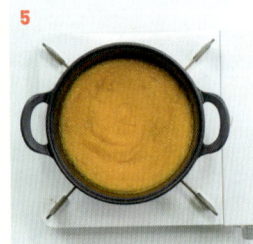
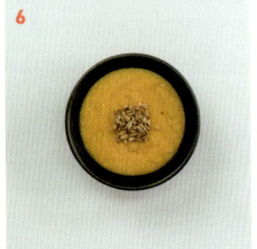

TIP 호박죽이 끓을 때 잘 저어야 튀지 않는다. 단맛이 부족하면 소금 넣을 때 올리고당이나 조청을 약간 넣는다.

건강한 탄수화물로 즐거운 살 빼기!

다이어트밥

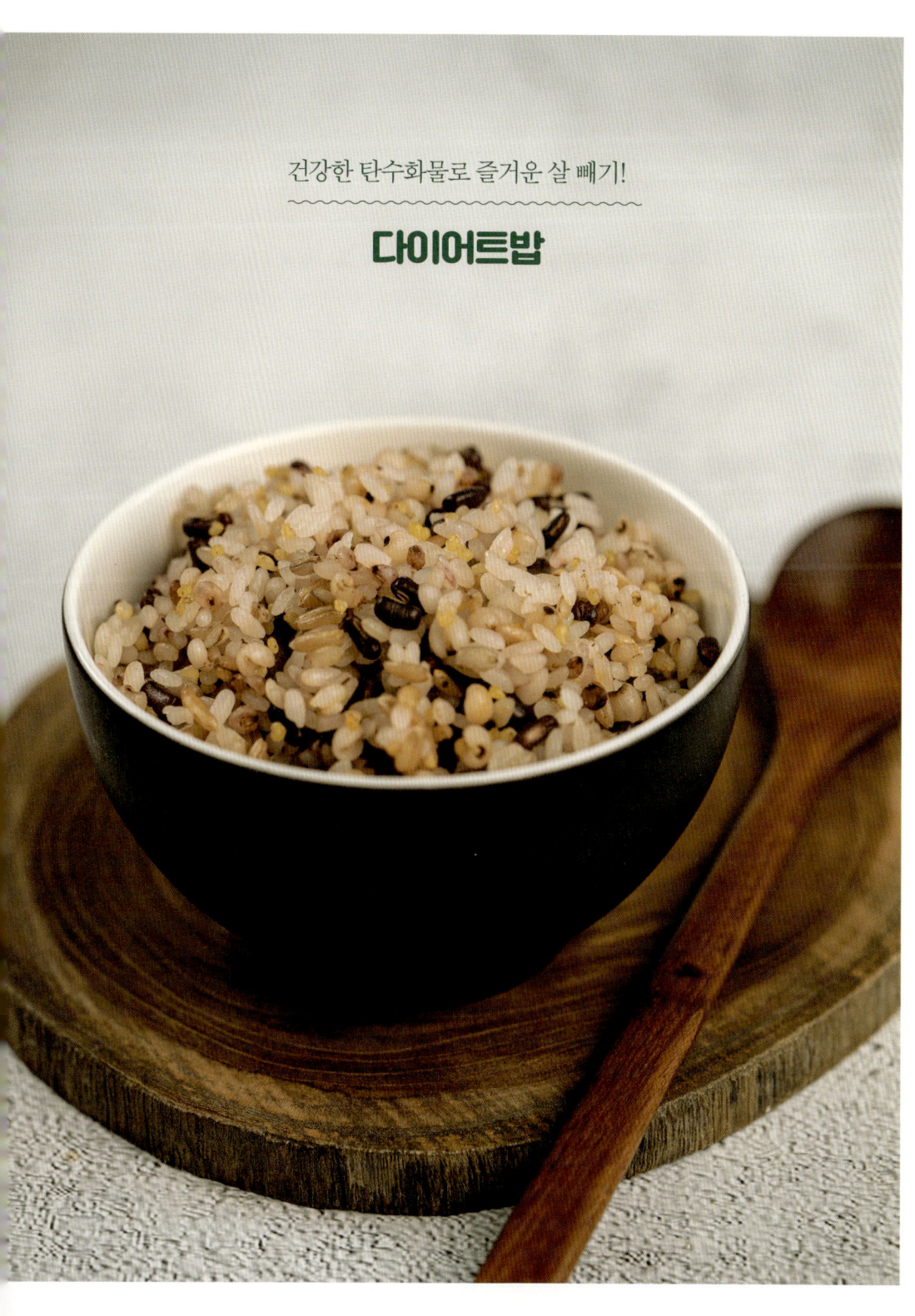

다이어트는 누구에게나 정말 어려운 일이다. 특히 탄수화물 섭취가 많은 한국인의 식문화 특성상 탄수화물을 제한하는 다이어트는 실패하기 참 쉽다. 밥심으로 사는 한국인에게 밥을 먹지 말라는 건 너무한 일. 그래서 건강한 탄수화물을 먹으면서, 균형 잡힌 식단으로 다이어트에도 도움을 주는 본초밥을 소개한다. 혹시 잡곡밥을 못 먹거나, 소화가 잘 안 된다면 잡곡을 줄이고 쌀의 비율을 늘리자. 잡곡밥이 익숙해지면 점차 잡곡의 비율을 늘리고 쌀의 비율을 줄이면 된다. 원래 잡곡밥을 평소에 즐겨 먹는다면 잡곡 비율을 늘리고 쌀의 비율을 1컵 이내로 줄이면 된다.

재료 이야기

귀리 | 귀리는 '곡물의 왕'이라는 애칭을 가지고 있을 만큼 요즘 정말 큰 사랑을 받고 있다. 식이섬유가 현미의 3배에 달하고, 베타글루칸이 많아 심혈관질환을 예방하는 데 탁월하고 장시간 포만감을 느낄 수 있어 다이어트 맞춤 곡물이 따로 없다.

보리 | 보리는 귀리보다 많은 베타글루칸을 함유하고 있어서 최고의 자연 강장제라고 불리기도 하며 혈당 조절에도 도움이 된다.

팥 | 팥이 신장에 좋다는 얘기는 많이 알려져있다. 옛 의서에 팥은 '적소두'라고 해서, 몸 안에 있는 수분을 배출시켜 소변이 잘 나오게 하기 때문에 몸의 부종을 제거하는 치료제로 쓰였다. 몸속의 노폐물을 배출해서 부기를 빼는 이치다.

율무 | 함께 들어가는 율무도 부기를 제거할 뿐 아니라 혈관 건강과 혈당 관리에 큰 도움을 받을 수 있는 곡물이다. 율무는 아밀라아제의 활성을 억제해서 과잉 섭취한 탄수화물의 체내 흡수를 줄임으로써 비만을 예방하는 효과를 기대할 수 있다.

수수와 기장 | 혈당 상승을 억제하는 역할을 하기 때문에 다이어트 중의 허기와 싸우는 데 큰 도움이 될 수 있다.

> **TIP**
> 기억해둘 것은 율무는 팥과 함께 섭취하면 체내 노폐물 배출 효과가 더 높아진다는 점이다. 율무와 팥은 꼭 같이 먹자.

만드는 법

재료 쌀 1컵, 잡곡 1컵(귀리 1숟가락, 기장 1숟가락, 수수 1숟가락, 보리 1숟가락, 현미 1숟가락, 팥 3숟가락, 율무 3숟가락)

1 율무는 최소 8시간 이상 불린다.
2 귀리, 기장, 수수, 보리, 현미는 몇 시간 불린다.
3 팥은 5분 삶고 첫물을 버린 뒤 다시 10분간 삶고 20분간 뜸을 들인다.
4 불린 잡곡과 삶은 팥을 섞는다.
5 물 1 + 1/2종이컵을 넣고 불에 올려서 밥을 안친다.

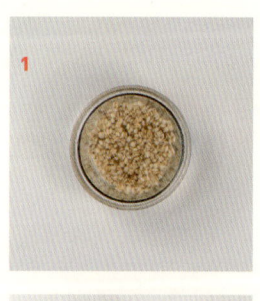
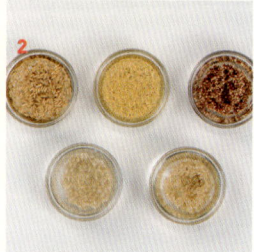
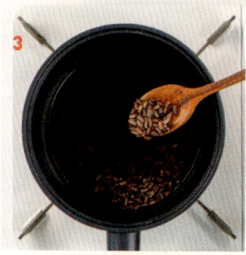
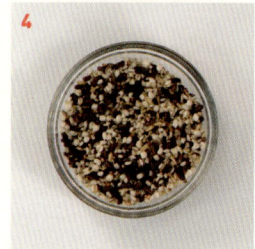
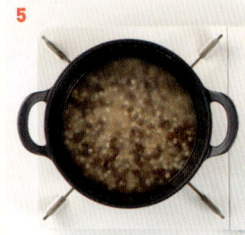

TIP 전기압력솥의 경우는 잡곡을 쌀과 함께 30분 정도 불려서 잡곡 모드로 취사해도 괜찮다. 찹쌀이 들어갈 경우 밥물을 약간 적게 잡는다.

TIP 쌀밥 짓는 방법: 햅쌀은 30분 정도, 묵은쌀은 1시간 정도 찬물에 미리 불려 놓는다. 불린 쌀로 밥을 지을 경우 쌀과 물의 비율은 1:1 동량으로 맞춘다. 쌀을 불리지 않았다면 쌀과 물의 비율을 1:1.3으로 맞춘다.

잡곡밥 짓는 방법: 잡곡은 1시간 이상 미리 불려놓는다. 불린 쌀과 불린 잡곡은 3:1의 비율이 좋다. 잡곡밥을 지을 때는 일반 밥을 지을 때보다 밥물을 0.8배 정도로 조금 적게 잡는다.

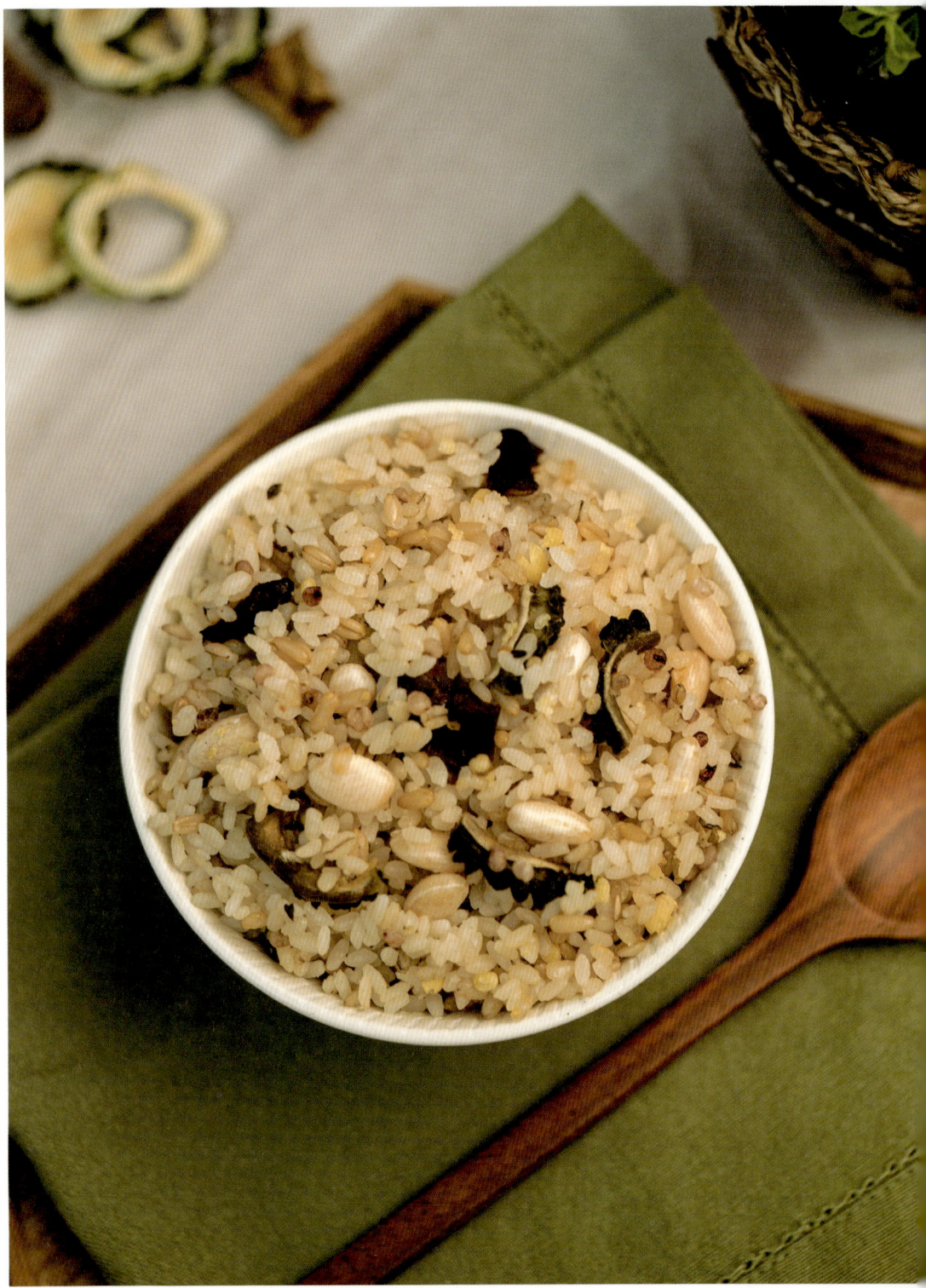

혈당은 내리고 살은 쏙 빼고

당뇨밥

우리나라 대표 성인병 당뇨. 소변으로 포도당이 배출된다고 해서 이름 붙여진 질환인데, 너무 많은 사람들이 걸리고, 완치 없이 평생 관리가 필요한 데다가, 다양한 합병증을 유발하기 때문에 먹는 것 등 생활습관을 잘 관리해야 하는 질환이다. 특히 출산 후 임신성 당뇨로 혈당 관리를 꾸준히 해야 하는 경우가 많은데 이때 가장 힘들게 느껴지는 것이 밥이다. 대부분 백미를 먹기 때문인데, 백미는 혈당을 급속도로 올리고, 또 금새 허기지게 만드는 재료다. 혈당을 낮추는 천연 인슐린이 풍부한 돼지감자와 여주를 이용한 밥은 다이어트에도 도움을 준다. 무엇보다도 중요한 건, 돼지감자와 여주에는 이눌린이 풍부하다는 점이다. 이눌린은 체내에 흡수되면 인슐린과 같은 역할을 기대할 수 있어서 천연 인슐린이라는 별명을 가지고 있다.

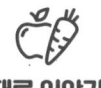

재료 이야기

돼지감자 | 돼지감자는 체내에 나트륨을 배출하는 데 탁월한 칼륨 성분과 섬유질을 함유하고 있다. 따라서 체내에 나트륨이 축적돼서 생기는 심혈관 질환을 예방하는 데 도움을 준다.

여주 | 여주는 비타민, 베타카로틴, 식이섬유, 철분, 칼륨이 풍부하다. 여주는 생으로 먹으면 쓰고 떫지만 밥에 넣어 먹으면 쓰고 떫은 맛이 다 사라지고 부드러운 식감으로 즐길 수 있다.

만드는 법

재료 쌀 2컵, 잡곡 1컵(귀리 3숟가락, 보리 2숟가락, 현미 2숟가락, 콩 1숟가락, 녹두 1숟가락, 수수 1숟가락), 말린 여주 1/4종이컵, 말린 돼지감자 1/3종이컵

1 잡곡은 불린다.
2 말린 돼지감자를 깨끗이 씻어, 큰 것은 2등분 한다.
3 여주는 그냥 넣어도 좋고, 굵게 다져도 좋다.
4 쌀, 불린 잡곡, 말린 여주, 말린 돼지감자를 넣고 밥물을 2 + 1/2종이컵 넣어 밥을 안친다.

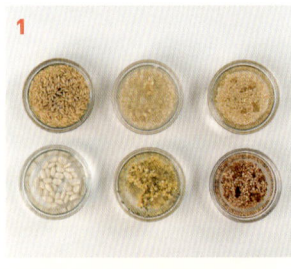
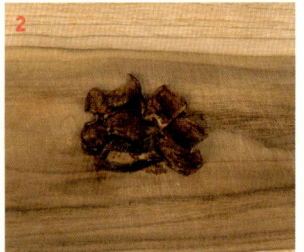
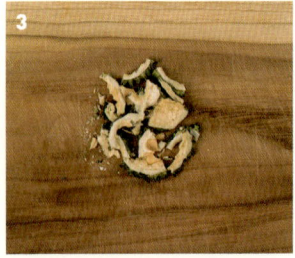
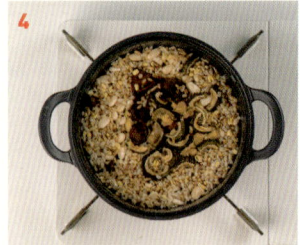

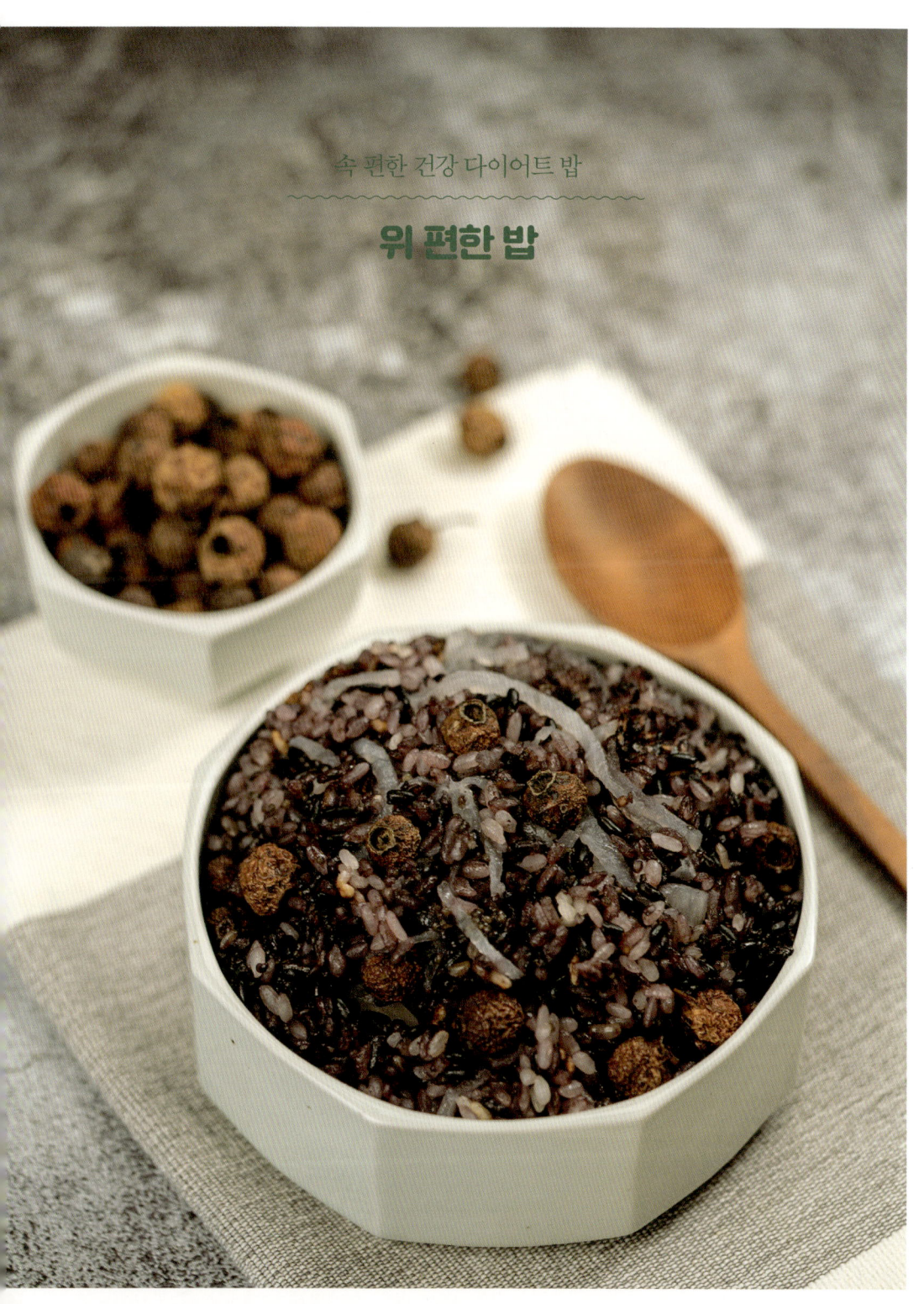

속 편한 건강 다이어트 밥

위 편한 밥

스트레스가 쌓이면 자꾸 폭식하게 되고, 폭식을 하고 나면 속이 불편해진다. 트림도 나고, 배에 가스도 차고, 체하는 경우도 있다. 스트레스가 쌓이면 폭식, 과식, 야식도 찾게 된다. 이런 과정이 계속 반복되면 이유를 알 수 없는 기능성 소화불량으로 만성적인 속 쓰림, 복통, 복부팽만 같은 증상을 가지게 된다. 다이어트를 하면서 좋은 점은 이런 스트레스와 폭식·과식·야식, 3식의 악순환을 끊을 수 있다는 것이다. 하지만 갑자기 잡곡밥을 먹다 보면 속에 탈이 날 수 있으니 주의해야 한다. 그래서 소화기능이 안좋거나, 자주 체하는 분을 위해서 소화가 잘 되는 본초를 넣은 위 편한 밥을 소개한다. 천연 소화제로 뛰어난 산사와 무를 이용해 소화가 잘 되고 위도 편안해지는 위 편한 밥으로 속 편한 다이어트를 시작해보자.

재료 이야기

산사 | 위장이 제 기능을 하지 못해 소화불량 등이 생기는 증상을 한의학에서는 '식적' 때문으로 본다. 식적이란 음식이 잘 소화되지 아니하고 뭉치어 생기는 병이다. 섭취한 음식이 완전히 소화되지 못하고 노폐물로 남아 부패가 진행돼서 위에 독소가 쌓이는 것이다. 산사는 예로부터 식적을 풀어주는 치료제로 쓰였다. 산사에는 지방을 분해하고 소화액의 분비를 촉진시키는 효소인 '리파아제'가 풍부하게 들어있어 고기를 먹고 체했을 때 먹으면 좋은 천연소화제 역할을 하기도 한다.

무 | 무에는 위장기능을 촉진시키는 많은 종류의 효소가 들어있다. 전분을 분해하는 효소인 '디아스타아제'와 '아밀라아제', 지방 소화를 돕는 '에스테라제'가 풍부하게 들어있어 음식물의 소화와 흡수를 돕는다. 뿐만 아니라 식이섬유 또한 풍부해 위와 장의 노폐물을 청소하는 데도 탁월한 역할을 한다.

만드는 법

재료 쌀 1컵, 잡곡 1컵(찹쌀 2숟가락, 현미 1숟가락, 검은쌀 2숟가락, 검정찹쌀 2숟가락, 차조 1숟가락, 햄프씨드 1숟가락) 무 1/4개, 말린 산사 50g

1 잡곡은 5시간 정도 불리고 무는 채 썬다.
2 밥솥에 쌀, 잡곡, 채 썬 무, 산사를 넣는다.
3 밥물 1 + 1/2컵을 넣고 밥을 안친다.

 TIP 전기압력솥의 경우는 잡곡을 쌀과 함께 30분 정도 불려서 잡곡 모드로 취사해도 괜찮다.

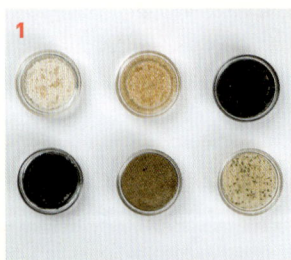

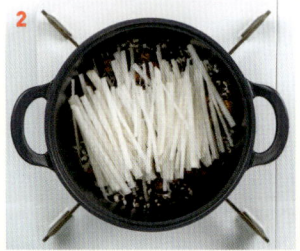

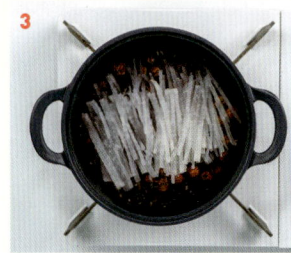

TIP 산사의 신맛이 싫으면 산사를 20분간 끓여 그 물을 밥물로 쓴다.

살 안 찌는 체질로 바꿔주는 다이어트 레시피

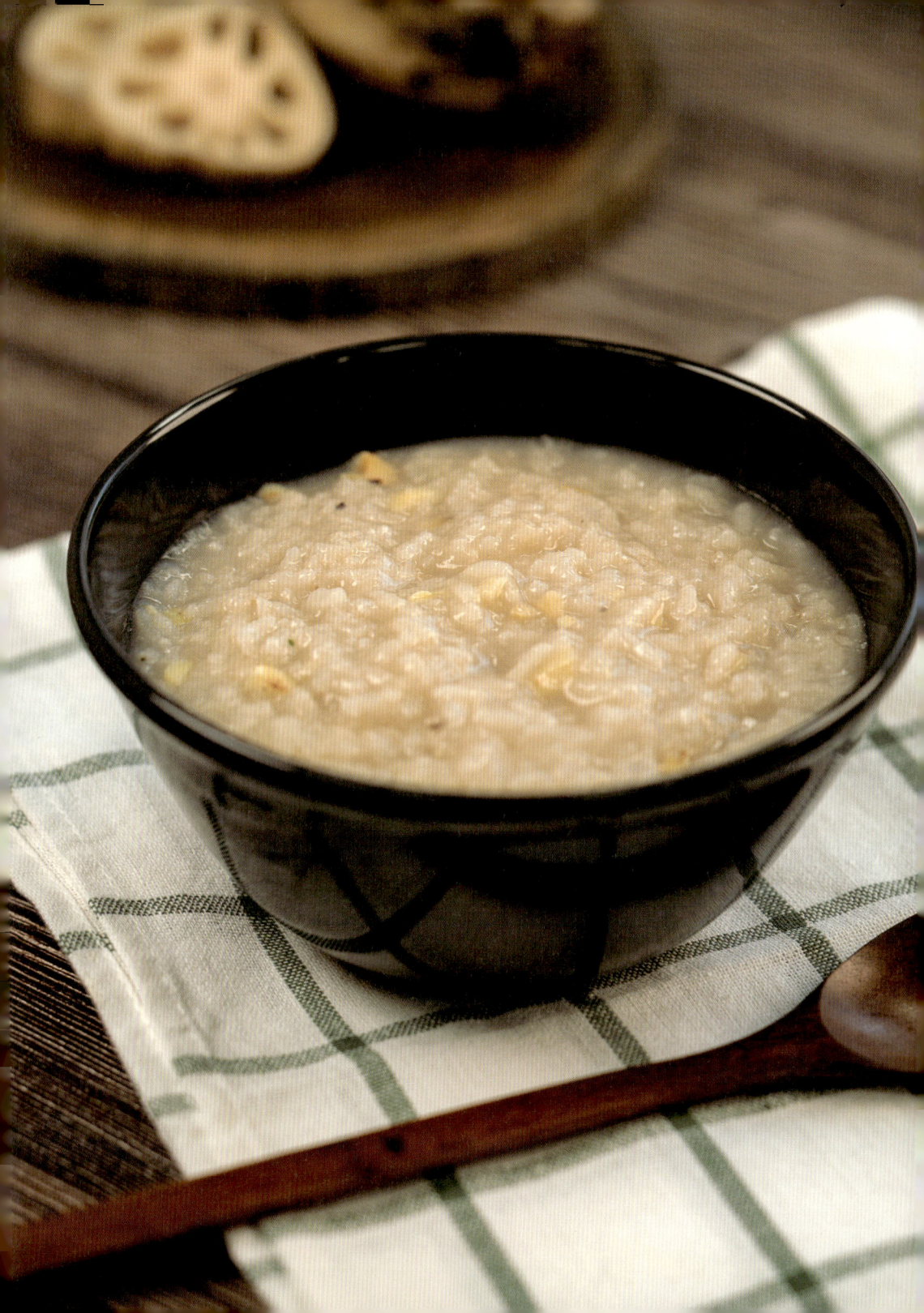

다이어트를 위한 기력과 체력 보충!

연근죽

연은 꽃부터 잎, 뿌리까지 버릴 것 하나 없는 식물이다. 특히 연근은 소화기를 보호한다고 해서 예로부터 죽으로, 반찬으로, 차로 많이 즐겨왔다. 조선시대의 대표적인 유학자 율곡 선생이 어머니 신사임당을 여읜 슬픔에 식음을 전폐해서 건강이 크게 상했을 때 연근죽으로 건강을 회복했다고 한다. 성질이 따뜻하고 독이 없고, 단맛에 다양한 효능이 있어 기력을 증진시키고 체력을 회복하는 데 도움이 된다. 평소에 속이 냉해서 소화가 잘 안 되거나, 전반적으로 기력과 체력이 약해서 다이어트 할 엄두가 안 난다면 연근죽으로 기력과 체력을 보충해보자.

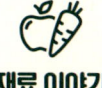

재료 이야기

연근 | 연근은 연못 속 진흙탕에서 자란다. 척박하고 험한 환경에서 뿌리를 내리는 만큼 강하고 다양한 약성을 가지고 있는 식품이다. 연근의 탄닌 성분은 지혈 효과가 있어서 코피나 설사, 치질, 궤양에도 좋다. 혹시 아이가 코피가 잘 난다면 함께 먹어도 좋다. 연근을 자르면 나오는 끈적한 진액은 뮤신 성분으로 위벽을 보호한다. 그래서 스트레스로 위장이 약한 분에게 좋다.

연자육 | 연자육은 숙면을 돕는다. 스트레스로 잠을 잘 못 이룬다면 연꽃의 씨인 연자육을 다져서 연근죽에 넣어 먹으면 좋다.

만드는 법

재료 불린 찹쌀 1컵, 연근 300g, 표고 불린 물 5컵, 연자육 1/3컵, 소금 약간

 찹쌀은 1시간 정도 미리 불려놓는다.

1. 연근은 껍질을 벗기고, 깍둑 썰기를 해서 식초를 약간 넣은 물에 넣고 15분 정도 끓여 아린맛을 없앤다.
2. 연근을 물 1/2컵과 함께 믹서기에 간다.
3. 불린 찹쌀에 표고 불린 물 5컵을 넣고 중불에서 10분 정도 끓인다.
4. 찹쌀이 익으면 연근 간 것, 연자육 다진 것을 넣고 10분 정도 끓인다.

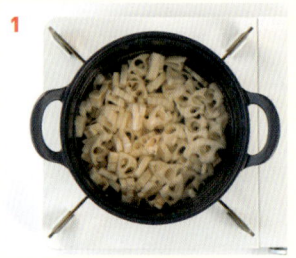
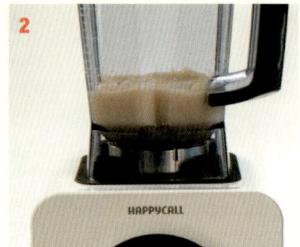
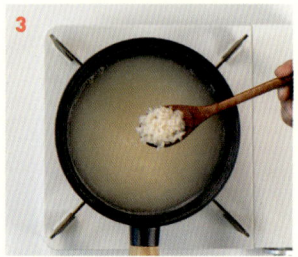
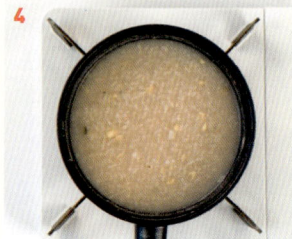

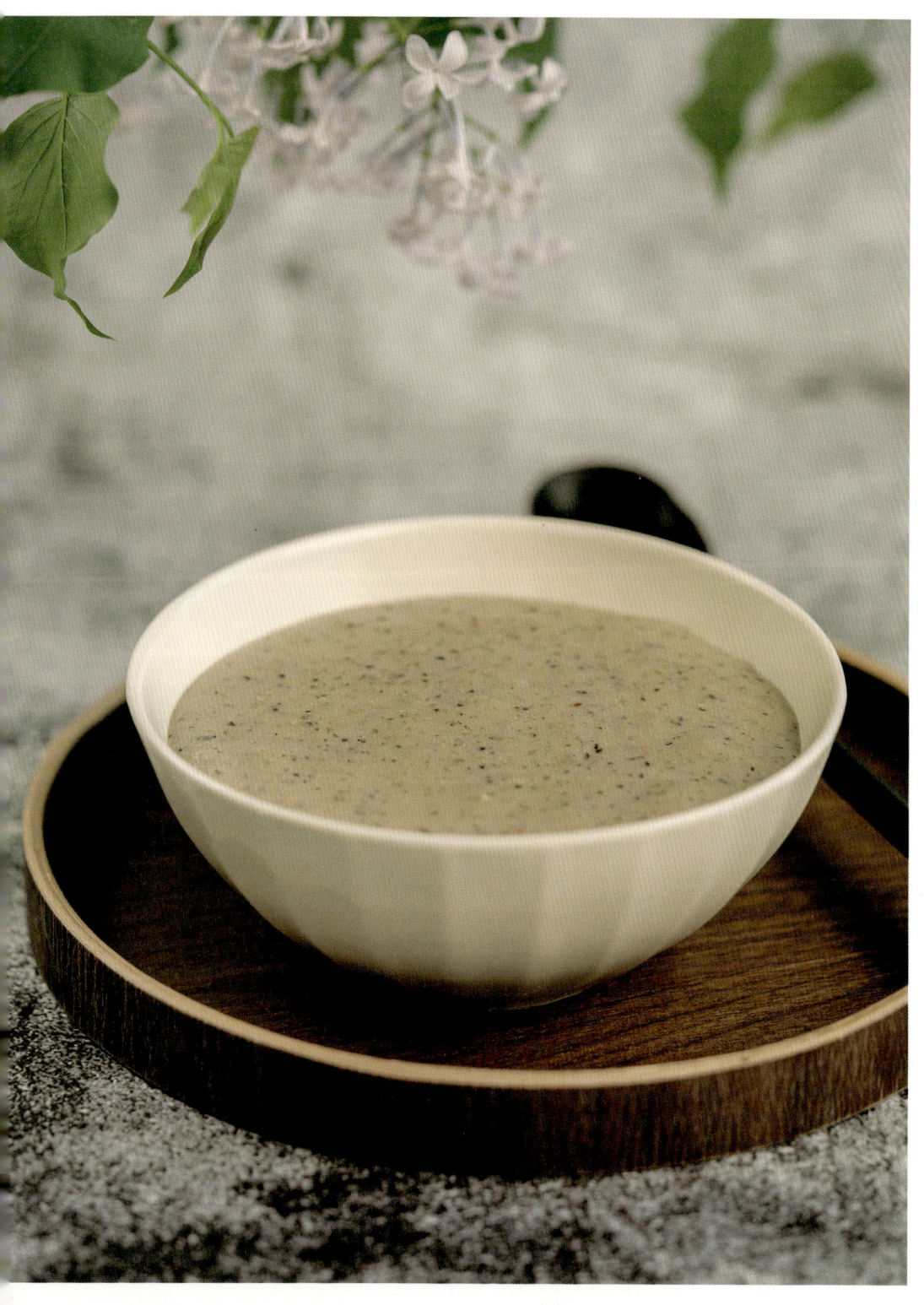

여자라면 꼭 드세요

삼두죽

콩이 여성에게 얼마나 소중한 음식인지는 나이를 먹으면서 더 절감하게 된다. 여성에게 좋은 콩이 세 가지나 들어간 음식이 있다. 중국에서는 복날에 이 음식으로 더위를 나기도 한다고 한다. 바로 삼두죽이다. 찹쌀과 흑두(검은콩), 적소두(팥), 녹두 이렇게 세 가지 콩을 갈아서 죽으로 만든 것이다. 삼두죽은 동의보감의 삼두탕에서 비롯된 음식이다. 몸살이나 소화불량, 어린이의 피부 트러블같이 컨디션이 안 좋을 때 생기는 증상들을 치료하는 처방이다. 다이어트로 먹을 것을 제한하게 되면 몸살이나 감기에 걸려서 고생하는 경우가 종종 있다. 이럴 때 칼로리도 낮고 기력을 회복하는 데도 도움이 되는 삼두죽이 좋다.

재료 이야기

검은콩 | 검은콩은 식물성 여성호르몬으로 알려진 이소플라본 성분이 풍부해서 여성들이 꼭 챙겨먹어야 하는 곡물이라고 할 수 있다. 팥과 함께 물에 반나절 이상 불려야 믹서기로 잘 갈린다. 믹서기에 갈 때는 검은 껍질은 버리지 말고 같이 갈면 좋다.

팥 | 적소두라고도 불리는 팥은 부기를 빼는 식품으로 널리 알려져 있다. 삼두죽의 찹쌀과 같이 먹으면 더 좋은데, 찹쌀에 부족한 비타민 B1을 팥이 보충해주기 때문이다. 팥에 풍부한 비타민 B1은 소화 흡수율을 높이고 지방을 분해해서 에너지로 바꾸는 역할을 하기 때문에 체중 감량에 효과적이다. 팥은 껍질이 워낙 딱딱하기 때문에 검은콩과 같이 반나절 정도는 충분히 불려주자.

녹두 | 녹두는 류신, 라이신, 발린 등 필수 아미노산이 풍부하고, 단백질과 철분을 함유하고 있다. 소화를 돕고, 피로를 해소하고 간의 재생을 돕는 효과도 기대할 수 있다.

만드는 법

재료 검은콩 30g, 녹두 30g, 팥 30g, 불린 찹쌀 100g, 소금 약간

1. 검은콩, 녹두, 팥을 씻고 녹두, 검은콩은 불린다.
2. 씻은 팥을 냄비에 담고, 팥이 잠길 만큼의 물을 붓고, 소금을 약간 넣어 끓인다.
3. 끓기 시작하면 중불에서 10분 정도 삶아 물을 버리고, 찬물에 헹군다.
4. 불린 검은콩, 녹두, 팥을 넣고 물 2컵을 넣어 끓인다.
5. 끓으면 불을 끄고 5분 정도 두었다가 믹서기에 넣고 찹쌀과 함께 곱게 간다.
6. 냄비에 **5**를 넣은 다음 물 2컵을 더 붓고 찹쌀이 퍼질 때까지 끓인다.

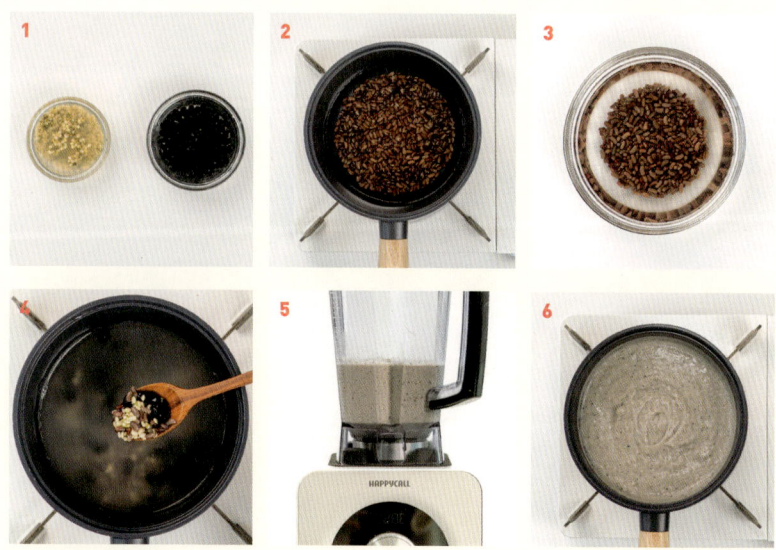

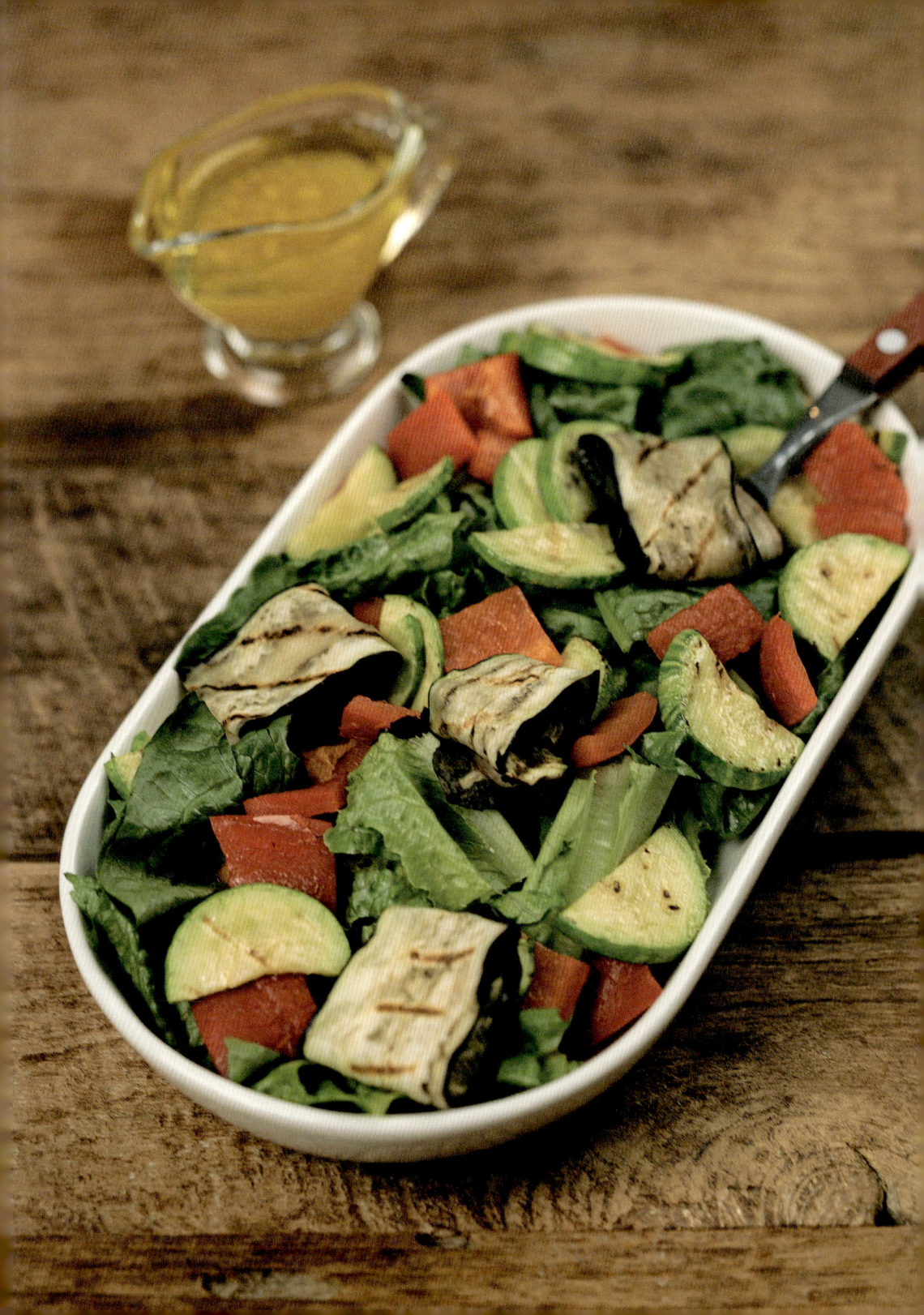

구우면 맛도 영양도 높아진다!

구운 파프리카 샐러드

대부분의 채소들은 생으로 먹을 때 영양소 파괴가 덜하지만, 구우면 더 영양소가 풍부해지는 채소들이 있다. 구우면 오히려 항산화 성분이 체내에 흡수가 잘 되고, 수용성 아미노산, 비타민이 비교적 덜 손실되는 채소들을 구워서 따뜻한 샐러드로 먹으면 영양소 흡수율도 높아지고 색다른 맛을 즐길 수 있다.

속이 냉한 사람은 샐러드를 먹은 후 배에 가스가 차거나 부글부글 끓고, 심하면 설사를 하기도 한다. 이런 분은 이렇게 익힌 채소 샐러드를 먹으면 장 건강에 큰 도움이 될 수 있다.

재료 이야기

토마토 | 토마토는 오일에 구웠을 때 라이코펜 성분의 흡수율이 5배나 더 좋아집니다.

파프리카 | 파프리카는 심혈관계 질환 예방과 노화 방지에 탁월한 베타카로틴이 풍부하다. 기름과 함께 조리하면 비타민 A 흡수율을 최대치로 올릴 수 있다.

양파 | 양파의 매운맛은 구우면 단맛으로 변해서 식감이 좋아진다.

가지 | 가지는 밥에 넣어 익혀 먹는 경우가 많은데, 가지의 핵심 성분인 안토시아닌은 수용성이라 증기로 색이 빠져 효과가 떨어질 수 있으니 굽는 방법이 더 효과적이다.

> **TIP**
> 구워 먹으면 더 좋은 채소는 생각 외로 다양하다. 스테이크를 구울 때 양파와 파인애플을 가니쉬로 같이 구워서 먹으면 좋다. 당근, 호박, 마늘, 콩, 시금치도 가열해 먹으면 영양분의 흡수율이 높아진다. 기호에 맞는 채소를 구워서 샐러드로 먹으면 구운 채소 샐러드의 매력에 흠뻑 빠지게 될 것이다.

만드는 법

재료 파프라카 2개, 미니코스나 로메인 1/4쪽

[드레싱] 화이트와인식초 3숟가락, 올리고당 1숟가락, 머스터드 1숟가락, 소금 약간, 올리브오일 4숟가락

1. 파프리카를 불 위에 올리고 겉이 새까매지도록 계속 태운다.
2. 겉이 완전히 탄 파프리카를 빠른 속도로 껍질을 벗긴다.
3. 껍질 벗긴 파프리카는 씨를 제거하고 물기를 제거한 뒤 한입 크기로 썬다.
4. 드레싱 재료를 올리브오일을 제외하고 가볍게 섞는다.
5. 잘 섞인 드레싱 재료에 올리브오일을 천천히 잘 섞는다.
6. 접시에 먹기 좋은 크기로 자른 로메인과 파프리카를 올리고 드레싱을 곁들인다.

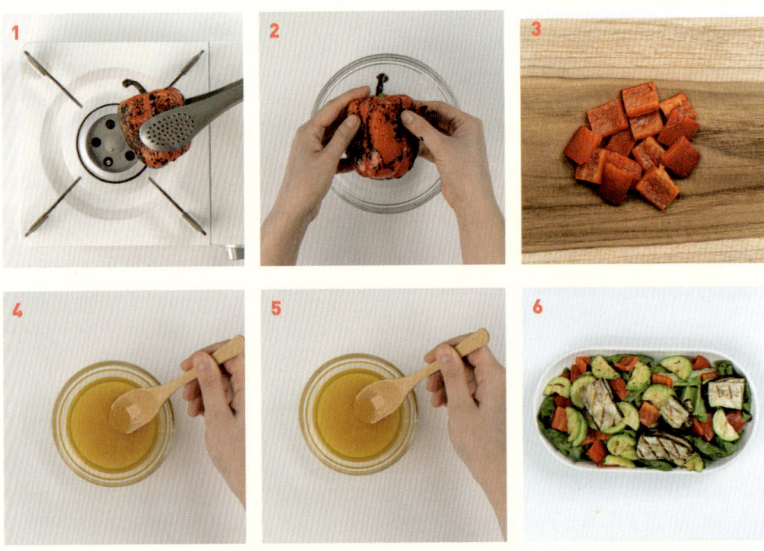

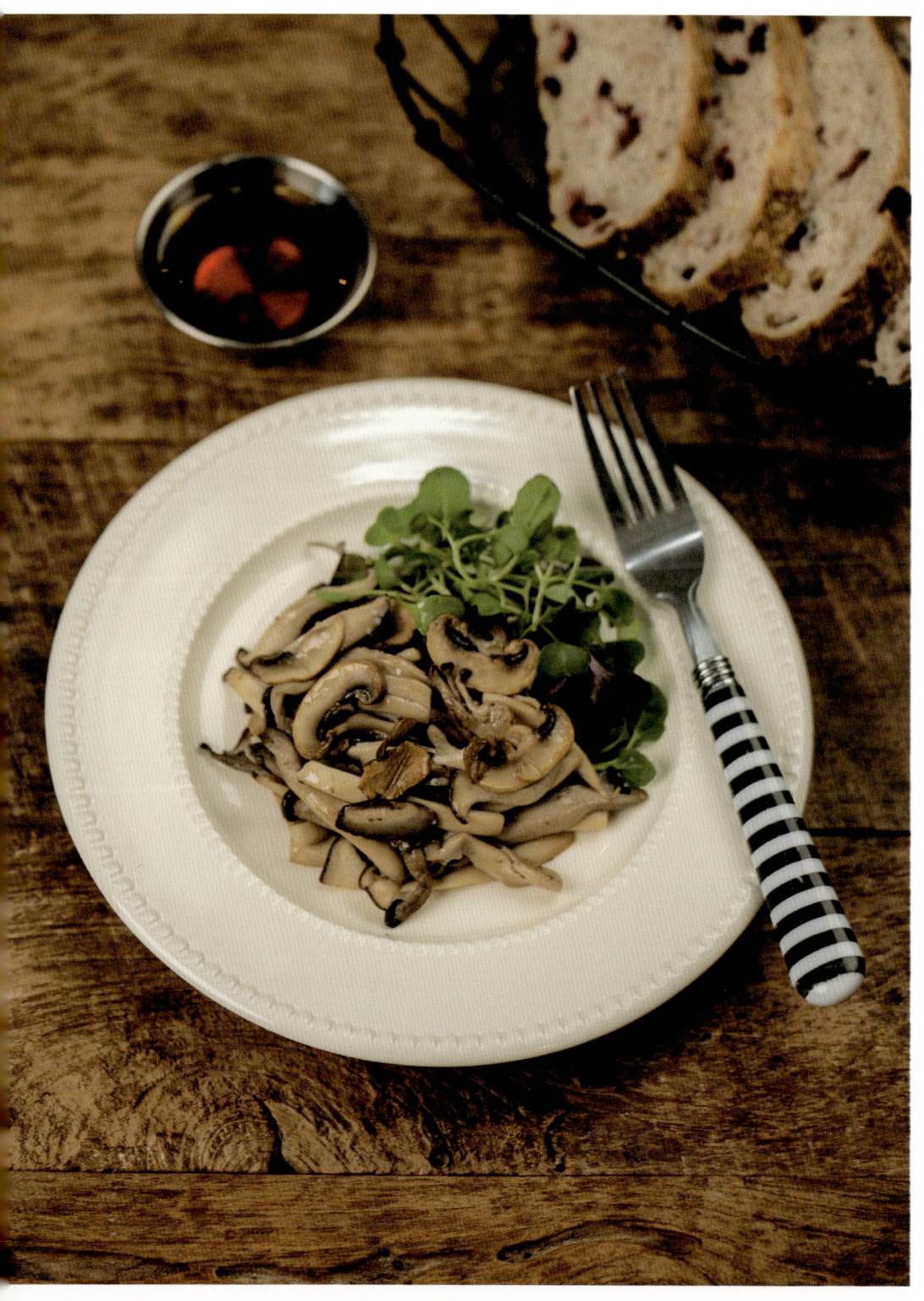

몸매와 피부 관리를 한 번에!

히비스커스 드레싱 샐러드

요즘 히비스커스에 대한 관심이 정말 크다. 항산화 성분이 풍부해서 다이어트뿐만 아니라 피부 건강에도 좋기 때문이다. 우리나라에서는 최근에야 유명세를 타기 시작했지만 서양에서는 고대부터 꽃잎을 우려 차로 즐기고, 잼으로 만들어 먹기도 했다고 한다. 무엇보다 식욕을 돋우는 새콤한 향이 일품이다. 다양한 채소와 곁들일 수 있는 히비스커스 드레싱은 새콤한 맛으로 입맛도 잡고, 다양한 항산화성분으로 다이어트에도 효과적이다.

재료 이야기

히비스커스 | 히비스커스는 HCA(하이드록시시트릭산), 갈산, 카데킨, 안토시아닌, 퀘르세틴 등의 다양한 성분을 함유하고 있어서, 다이어트와 피부 건강에 도움을 줄 수 있어 여성에게는 천연 비타민 보충식품이라고 해도 과언이 아니다. 특히 HCA와 갈산, 카데킨은 체지방 감소에 효과가 있는 것으로 알려져 있다. 여러 다이어트 제품 성분에서 볼 수 있는 이름이다. 이외에도 체내의 노폐물과 활성산소를 제거하는 안토시아닌이 풍부하고, 요산과 나트륨 배출을 돕는 퀘르세틴이 풍부하다는 장점도 있다.

TIP
히비스커스차는 히비스커스잎 3~4개 또는 히비스커스티백 1개에 뜨거운 물 100ml를 부은 후 2~3분간 우려내 만들어요.

만드는 법

재료 표고버섯 2개, 양송이버섯 2개, 새송이버섯 1개, 느타리버섯 1줌, 소금 약간

[드레싱] 히비스커스차 3숟가락, 올리고당 1숟가락, 소금 약간, 올리브오일 2숟가락

1. 버섯은 밑동을 제거하고 먹기 좋은 크기로 자른다.
2. 달군 팬에 기름을 두르고, 버섯과 소금을 약간 넣고 약한 불에서 볶는다. 버섯에 수분이 나오고, 노릇해질 때까지 볶는다.
3. 구워진 버섯은 한소끔 식힌다.
4. 올리브오일을 제외한 드레싱 재료를 가볍게 섞는다.
5. 잘 섞인 드레싱 재료에 올리브오일을 천천히 잘 섞는다.
6. 접시에 버섯을 올리고, 드레싱을 곁들인다.

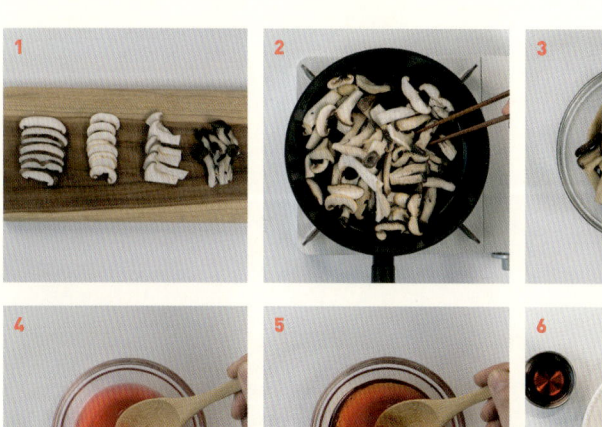
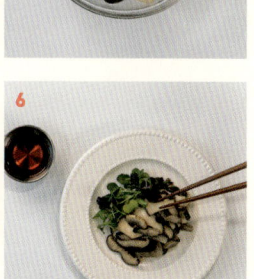

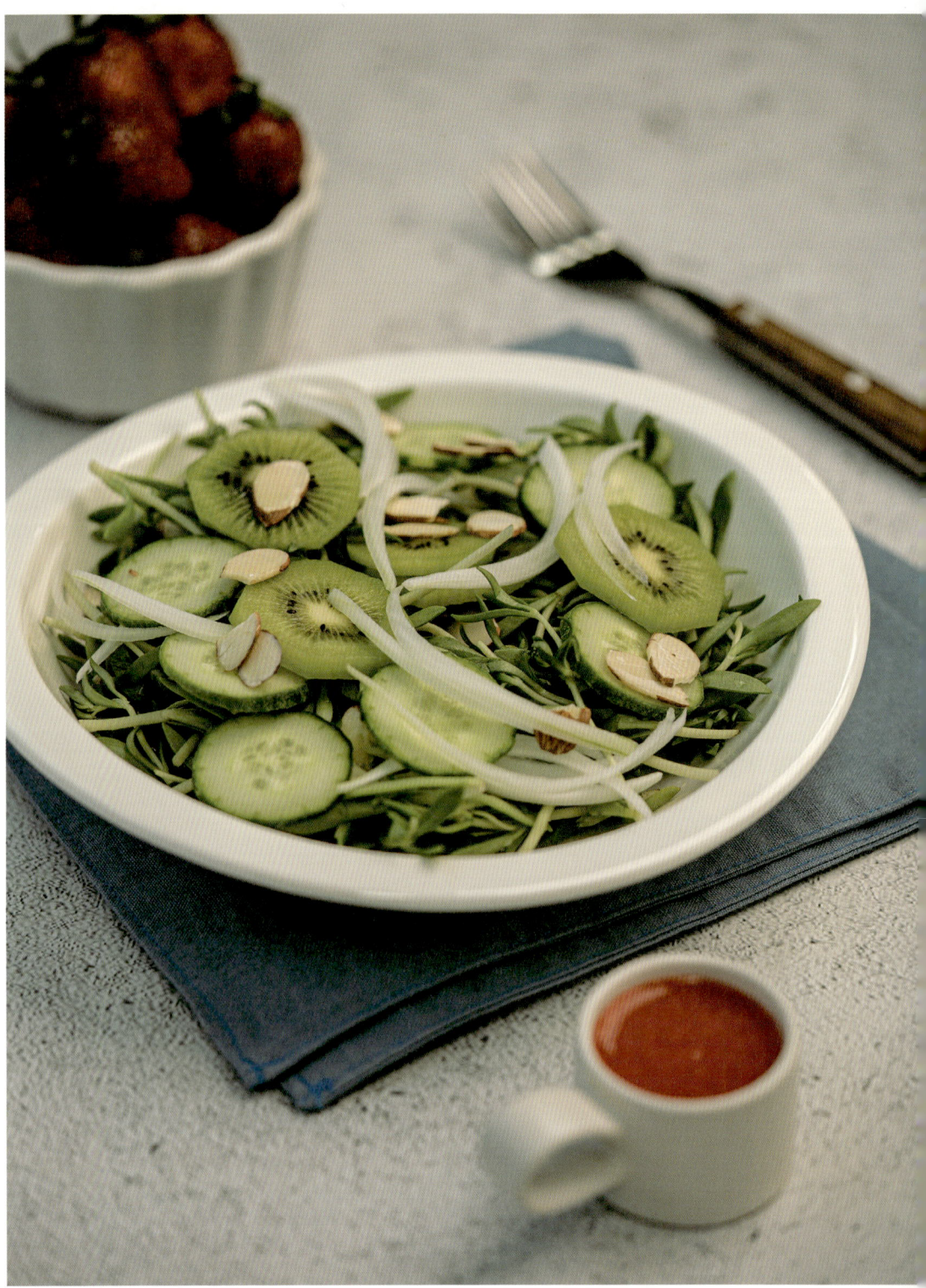

상큼하고 가벼운 다이어트 메뉴

딸기 드레싱 샐러드

딸기 1알이 약 20g 정도라고 치면, 매일 딸기를 7개 정도를 먹어도 칼로리는 39kcal밖에 되지 않고 GI지수도 매우 낮은 편이기 때문에 딸기는 다이어트에 더없이 좋은 과일이다. 대부분의 드레싱은 의외로 칼로리가 높다. 딸기에 양파까지 넣어 가벼운 드레싱을 만들어보자. 돌나물, 오이 등 채소에 곁들여 먹으면 상큼하고 먹음직스러운 다이어트 채소 샐러드가 될 것이다.

재료 이야기

딸기 | 90%가 수분으로 이루어져 있는 딸기는 소염 및 진통 작용이 있는 '베틸살리실산'이 풍부할 뿐만 아니라, 피로 해소와 해독 작용에 도움이 되는 비타민 C, 혈액순환에 도움이 되는 칼륨, 철분이 풍부해서 신경계를 안정시키는 데 도움이 된다. 특히 겨울 딸기는 비타민 C가 100g 기준 80mg 정도 들어있는데 같은 양의 귤에는 44mg 정도 들어있어 거의 2배 가량의 함유량을 자랑한다.

돌나물 | 돌나물은 눈에 나는 불을 꺼주는 효과가 있다. 눈을 촉촉하게 보습하는 역할을 하는 돌나물은 칼슘, 인, 철분, 비타민 A1, B1, B2와 니아신 등이 다량 함유되어 있어 미량영양소의 보고라고 할 수 있다. 수분 함량이 수박보다 많고 칼슘 함유량이 우유의 2배나 되기 때문에 갱년기 골다공증 예방에도 좋다.

만드는 법

재료 돌나물 100g, 오이 1/2개, 양파 1/4개, 키위 1개, 슬라이스 아몬드 1숟가락

[드레싱] 딸기 150g, 양파 10g, 식초 3숟가락, 올리고당 1 + 1/2숟가락, 소금 약간

1. 돌나물은 깨끗이 씻는다.
2. 오이는 돌기를 제거하고, 동그랗게 썬다.
3. 양파는 채 썬다.
4. 키위는 껍질 벗기고 동그랗게 썬다.
5. 꼭지 딴 딸기를 포함해 드레싱 재료를 넣고 믹서기에 갈아 드레싱을 만든다.
6. 접시에 손질한 재료를 올린 후 드레싱을 끼얹고 슬라이스 아몬드를 뿌린다.

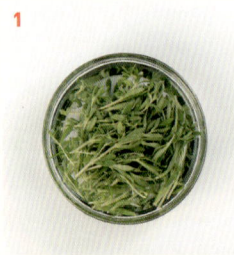
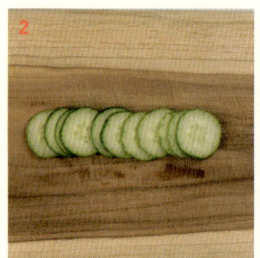
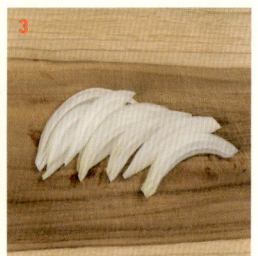
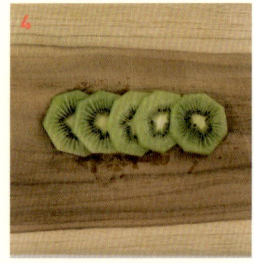
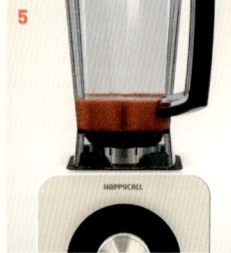
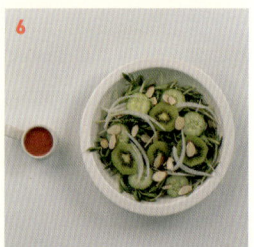